CONFÉRENCES

PAR

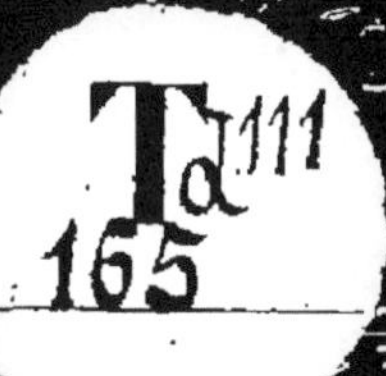

HOPITAL DE HAIDAR-PACHA

CONFÉRENCES

SUR LA DYSENTERIE

HOPITAL DE HAIDAR-PACHA

CONFÉRENCES

SUR LA DYSENTERIE

PAR

S. E. MAVROGÉNI PACHA

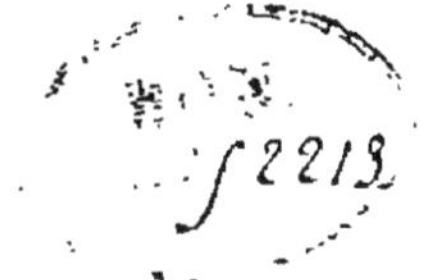

CONSTANTINOPLE

Imprimerie MIHRAN — Rue de la S. Porte N. 7

1888

A la Bibliothèque Nationale
de France

hommage du
Conférencier

HOPITAL DE HAIDAR-PACHA

CONFÉRENCES

SUR

LA DYSENTERIE

HISTOIRE.

Messieurs.

Déjà, dans la plus haute antiquité, nous trouvons que la dysenterie fut une maladie, bien connue des médecins et des profanes. Hérodote parle d'une épidémie de dysenterie, dans l'Armée des Perses, lorsque celle-ci avait traversé les terrains arides de la Thessalie (1), et dans sa pathologie géographique, comme aussi, dans ses écrits épidémiographiques ,Hippocrate fait mention de cette maladie, sous la même dénomination (Dysenterie), qu'elle conserve jusqu'à nos jours. Sa défini-

(1) Hérodote VIII, 45.

tion de cette désignation, dans le livre sur la diète (1) et dans une partie des aphorismes (2) prouvent,qu'il a connu une telle affection, que nous appelons maintenant dysenterie et qu'il a désignée, sous la même dénomination, quoique cette dernière ait eu peu à peu une limitation plus déterminée, dans la terminologie symptomatologique de l'Ecole Hippocratique, et que cette expression ait été employée, dans différentes autres affections. Chez les médecins, après Hippocrate, cette dénomination a gagné une limitation plus décidée, et les médecins de notre époque, comprennent sous le nom de dysenterie, une affection intestinale particulière, caractérisée par certains signes déterminés. L'image de cette maladie pourtant se trouve affublé, après avoir passé par la doctrine de différentes écoles, de certains traits traditionnels, p. e. par la doctrine de sa production par une bile âcre, par l'identification avec des ulcères de l'intestin, par le ténesme, la qualité sanquinolente des selles etc. quelques descriptions en sont bornées et fidèles à sa nature, par exemple Aretaeus (50 ans après

(1) De victus ratione lib, III cap. 5, Ubieale facto corpore acria purgantur et rutertinum roditur et exulceratur, cruentaque per alvum demittuntur : hor dysenteria appelatur, tum gravis, tum periculosus morbus.

(2) Sectio IV, 26.

J.C.) en retrace les altérations intestinales tellement clairement, qu'on pourrait croire qu'il a déjà fait des autopsies de dysentériques.

Les selles seront, d'après lui, assidûment examinées, et elles seront utilisées pour le diagnostic différentiel du siège de la maladie (doctrine, qui a été développée, avec beaucoup de finesse et de sagacité, 500 ans a. J. C., par Alex. de Trailles). Le traitement est rationnel. Caelius Aurelianus, le traducteur de Soranus, présente sa pathologie spéciale de la dysentérie, comme elle était enseignée dans les écoles de l'antiquité, d'une manière très-détaillée; lui, Galène et Alex. de Trailles en forment les idées normales des auteurs ultérieurs, jusqu'au XVIIème siècle. Déjà, après le commencement de la formation de la Médecine, même des hommes, tels que Fernel, suivaient tout à fait les traces des anciens, dans la description de cette maladie. La division des différents degrés de la dysenterie, adoptée par Fabricius van Hilden (au commencement du dix septième siècle) est purement galénique. Ce n'est que sur les rapports étiologiques que d'autres points de vue émergent; il se forme l'idée de la contagiosité de la dysenterie, laquelle était inconnue des anciens, et notamment la contagiosité, par les selles dysentériques.

Dans ce temps là, des épidémies fréquentes

redonnèrent aux médecins, déjà mieux renseignés, l'occasion de s'instruire, et les premières nouvelles sur la dysenterie tropicale parvinrent à la connaissance publique. Lepois, de Lamonière, en décrivent des épidémies, d'après leurs propres études, et la tendance empirique en est excitée de plus en plus. Le grand Sydenham se met, sous certains rapports, à s'éloigner de la description traditionnelle de la maladie. En se basant sur ses observations, pendant les épidémies londoniennes (1669-1672). Sydenham considérait la dysenterie comme une *affection générale*, une fièvre qui se localise dans les intestins dans lesquels les sucs âcres du sang se déversent des veines béantes, et déterminent ainsi l'irritation intestinale. Par conséquent, son traitement est destiné à faire éliminer ces sucs âcres du sang. Ces sucs âcres jouent, depuis le commencement de ces observations jusqu'au XIXème siècle, un grand rôle dans l'étiologie de la dysenterie ; l'on trouve encore chez Annesley l'opinion que *la bile âcre* secrétée par le foie, peut irriter l'intestin, jusqu'à provoquer l'affection dysentérique. Il n'y en eu que fort peu, parmi lesquels se signale l'ingénieuse Stoll, qui se séparèrent de cette représentation.

Mais déjà, avant l'activité de ce dernier, à la première moitié, et surtout, aux trois quarts du XVIII siècle, les connaissances sur la dysenterie devinrent de plus en plus profondes. Les épidémies fréquentes qui éclataient tantôt là, tantôt dans l'Europe mitoyenne, donnèrent, aux nombreux observateurs de cette période vraiment hippocratique de la Médecine, comme à Zimmermann, à Degner, à Mursina, à Pringle, à Pauli et à d'autres, une riche occasion d'étude. On peut bien soutenir, que l'intuition et la fidélité de la description symptomatique de Zimmermann, ont été, depuis lors, à peine atteintes et jamais dépassées. Les différentes nuances de la marche de la maladie y ont été reconnues par tous les auteurs finement perspicaces, et parfaitement reproduites, quoique les représentations du fond pathologique de ces différences n'aient pas été exemptes de différentes erreurs.

Pourtant alors, l'intuition dans l'essence du processus morbide a été avancée par les recherches de Morgani et de Pringle, de concert avec Plater, Willis et d'autres. Le premier vice dont il s'agit est une entérite et la localisation principale se fixe dans le gros intestin. L'ulcération de l'intestin qui avait été considérée si essentielle, pour la compréhension de la dysenterie, n'est que secondaire, et point indispensable à former l'idée de la dysenterie. Une opinion que, déjà, Sidenham avait caressée, que Stoll avait confirmée, et qui au commencement de notre siècle, avait été mise à la tête, c'était que l'existence des ulcères dans la dysenterie est très-rare (1).

Dans notre siècle, la pathologie de la dysenterie suivie, d'un côté par les observations exactes faites dans les régions tropicales par Rampfield, Annesley, Catteloup, Pruner, d'un autre côté par les écoles pathologiques de Cruveillier, de Rokitansky, de Virchow, a considérablement enrichi cette doctrine. L'idée de l'inflammation pseudomembraneuse de l'intestin, soutenue tout d'abord, autant que nous sachions, par O'Brien, a été introduite dans la dysenterie, et elle fut directement changée par Rokitansky en celle de l'inflammation croupale, tandis que Virchow s'est attaché à la désignation de l'inflammation diphtéritique. De cette manière, la dysenterie a acpuis peu à peu une signification spécifique et elle a été tout a fait identifiée avec la diphtérite d'autres muqueuses, idée qui ne peut plus maintenant, après les nouvelles recherches sur la diphtérite du gosier, être maintenue.

Dans les dernières dix années, l'intérêt de cette maladie est devenu par là, un peu moindre, parce que de grandes épidémies ne sont

(1) Fournier et Vaidy in dect. dep sc. mép. t. X. page 320.

plus arrivées ; et ce ne fut que la dernière guerre franco-allemande, qui provoqua encore de nouvelles recherches sur ce sujet.

ÉTIOLOGIE

Le proressus dysentérique, n'est point, anatomiquement parlant, une affection spécifique. Il consiste en une entérite d'un degré inférieur, élévé ou très-élevé, laquelle, pourtant, autant que nos moyens d'investigation sont maintenant avancés, n'est pas essentiellement différente d'une autre affection. Ainsi par exemple, elle est déterminée, dans certains cas, par l'action chimique et caustique de l'acide chlorhydrique, de l'acide sulfurique concentré, et par l'empoisonnement par l'arsenic. Malgré cela la dysenterie ne peut dans beaucoup de cas, être comprise, comme une simple inflammation, comme par exemple, l'amygdalite ou la pneumonie ; mais, notamment comme le montre le mode d'apparition et de propagation de la dysenterie, il semble que les excitants qui provoquent cette inflammation, ne se développent que sous des conditions particulières ; par conséquent, qu'ils sont spécifiques, qu'ils rendent malades un grand nombre d'individus, d'une manière identique, et qu'ils peuvent ainsi les infecter. En revanche, la plupart des dysénteries sporadiques, doivent certainement être considérées comme une affection locale, quoiqu'elles paraissent être tout à fait égales, anatomiquement, aux cas déterminés par l'infection.

C'est pourquoi l'on doit, à l'examen de l'étiologie de la dysenterie, distinguer, tout d'abord, sa production sporadique de l'épidemique, et les conditions de la dysenterie épidémique,doivent être particulièrement élucidées.

Cause de la dysenterie épidémique

Précisement maintenant que la dysenterie épidémique régne relativement si rarement, dans les zônes tempérées, un examen de la propagation de la dysenterie sur la surface de la terre, fait connaître l'influence importante du climat sur cette maladie. La patrie de la dysenterie c'est la région tropicale ; en dedans de la zône située entre 35—40° de latitude méridionale et boréale, nous tombons, dans toutes les parties du monde sur de grands territoires, dans lesquels la dysenterie règne, ou endémiquement, ou épidémiquement.

Aux Indes les fièvres intermittentes malignes et les foyers endémiques du choléra, sont aussi distingués par la provenance de la dysenterie grave. Plusieurs régions de l'Asie antérieure et postérieure, l'Archipel indien, presque toutes les côtes connues de l'Afrique, les Indes occidentales et une grande partie de l'Amérique du sud, sont des pays à dyssenterie. En Europe, la dyssenterie endémique se trouve: sur les presqu'îles du sud, notamment en Espagne, en Hongrie, en Turquie et en Grèce.

Dans tous ces pays, la dyssenterie joue maintenant encore un rôle important, parmi les maladies endémiques, et elle y ajoute un contingent considérable à la mortalité générale.

C'est ainsi que par exemple, suivants les rapports des médecins anglais, aux Indes, dans l'armée qui s'y trouve, le dizième dans quelques provinces et dans d'autres le douxième des hommes, meurt, tous les ans, de la dysenterie; la mortalité est de 30 o[o dans la mortalité générale; à Ceylan 23 o[o doivent mourir annuellement de la dysenterie; au Cap, un sur quatre hommes des troupes, en fut affecté en 1801-5, et 21 o[o moururent parmi les hommes attaqués de cette maladie. Au Pérou, il arrive des épidémies d'une mortalité de 60-80 o[o etc. (Hirsch. l. c. p. 197 et s.) A l'expédition de Napoléon, en Egypte, 1686 soldats moururent de la peste et 2468 de la dysenterie. (Fournier.)

Or, il doit exister dans la particularité des climats tropicaux, un facteur favorable au développement de la dysenterie : et à cet effet, l'on doit, en premier lieu, penser, entre autres, *à la haute température permanente* de l'air et du sol qui, d'un côté favorise certains processus organiques qui engendrent la dysenterie, et qui agit, d'un autre côté, sur l'organisme de l'homme, d'une manière néfaste, en le prédisposant à la dysenterie. En étudiant nos épidémies septentrionales, nous rencontrons de nouveau l'importance de la température élevée, comme ceci est relevé dans beaucoup de descriptions de telles épidémies (1) que notamment, une chaleur estivale considérable et durable a sévi pendant, ou qu'elle en a précédé l'explosion, dans beaucoup d'années antécédentes.

Le climat intertropical et la chaleur permanente de l'été ne suffisent pas seuls pour provoquer l'explosion de la dysenterie. Car il y a dans les contrées tropicales des régions qui, avec une égale température très élevée sont exemptes de la dysenterie (suivant Hirsch, par exemple, il y a, aux Indes orientales, la péninsule Guzerate, en Afrique le pays du Sé-

(1) Il en est ainsi de l'épidémie de Herford de 1779 (Mursina). de celles de Pleymouth (Geach) et de Wurtemberg en 1834 (Hauff etc.)

négal (1), et assez d'étés passent, dans les zônes tempérées, sans que la dysenterie épidémique s'y développe. Et encore la maladie est toujours dans les pays à dysenterie, aussi bien que dans tous les autres, liée à une certaine saison. Dans les régions tropicales, il semble que ce soit partout cette saison où la chaleur est uniforme, ou ce sont des inondations ou des pluies battantes, qui déterminent un certain degré d'humidité du sol ou de l'air, qui font éclater la dysenterie épidémique.

D'après Annesley, la dysenterie règne, au Bengale, au commencement et pendant l'époque des pluies, dans l'Egypte inférieure, suivant Pruner, pendant le temps de l'innondation du Nil, dans l'Afriqne tropicale, elle commence de même avec le temps des pluies (Prunner) et les endémies durent aussi longtemps que le temps des pluies.

L'influence de la saison se dessine d'une manière très-remarquable dans les zônes tempérées : les épidémies commencent presque exclusivement pendant la fin de l'été et l'automne et elles finissent l'hiver.

(1) Il doit être relevé, il est vrai, que de tels rapports sur des régions libres de maladies, daus les régions tropicales, dérivent souvent de sources très-douteuses. Schwale (Reitraege zur Kenntrisse d. Malariakrankh Züurich, 1869) a cherché à fournir, relativement à la fièvre intermittente l. c. p. 23 — 25) la preuve du peu de foi de telles données.

Ce fait est déjà relevé par Hippocrate et par Aretée, et presque tous les rapports épidémologiques des siècles passés, accentuent la même circonstance (Mursina, Degner, Zimmermann et d'autres. Dans 546 épidémies que Hirsch a recueillies, les 517 éclatèrent en été et en automne, 13 en hiver et 16 au printemps.)

Cette disposition temporellement différente des pays tropicaux montre qu'à côté de la température élevée, il y a d'autres circonstances favorables au développement de la cause déterminante de la dysenterie.

Dans nos régions, la dysentérie éclot presque toujours en été et en automne, cela pourrait bien, toutefois, être attribué à la chaleur élevée seule, mais ceci n'arrive pas toujours ainsi, car il y a eu des épidémies aussi, après des printemps et des automnes froids et humides (1) aussi bien qu'après les mêmes saisons chaudes et sèches. C'est pourquoi, depuis l'antiquité la plus reculée, on n'a pas seulement considéré la haute température permanente, comme particulièrement prédisposant au développement de la dysentérie,

(1) Naumam, Handbuch der medic. Klinik IV. Bd. 2 Abthilg Berlin 1835. Aussi l'été de 1870 ne peut être compté parmi les étés extraordinairement chauds ; pendant le développement de l'épidémie, des jours humides et en partie frais avaient précédés.

mais la circonstance surtout, que des nuits froides alternent avec des jours chauds.

Pauli (l. c.) rapporte un exemple intéressant d'une cessation soudaine de la dysentérie à Mainz, après un changement de temps. L'épidémie qui s'y développe peu-à-peu en juillet de 1793, disparût à la fin de septembre, pendant l'établissement d'un vent d'Ouest, comme par un coup.

Non moins importante est le fait, que la propagation de la dysentérie épidémique dépend, d'une manière patente de certaines *conditions locales.* Il y a, dans les régions tropicales, certains districts, certaines régions, certaines villés, où, l'épidémie est tout-à-fait, particulièrement violente, et qui se manifeste tous les ans; il y en a en outre, d'autres endroits, où la maladie ne se developpe jamais, en épidémie, et ces dernières sont situées, très souvent, très près de régions, fortement éprouvées,

La presqu'île de Malakka aux Indes postérieures, est un pays de grave dysentérie : la ville de Lingapore, située, sur sa pointe méridionale est tout-à-fait libre de dysentérie (Hirsch). A Ste Lucie (Indes occidentales) il y a, au milieu, dans une localité marécageuse et riche en épidémies et en fièvres intermittentes, une montagne, dont les habitants ne sont pas hantés par la maladie (Rollo). Des localités, particulièrement disposées, existent, en révanche, en grand nombre ; ce sont, le plus souvent, de telles localités, où, les intermittentes pernicieuses règnent aussi.

II CONFÉRENCE.

Messieurs.

Dans un village, nommé Lausitzer, un médécin campagnad a observé, comment l'épidémie, tout en infectant la moitié du village jusqu'à l'église, en avait laissé l'autre moitié tont-à-fait libre. (Vogel, Dissert. 1747). (1) Dans une épidémie, arrivée en Saxe, en 1797, parmi les hommes, appartenant à des villages dépendants d'un district contaminé, un plus grand nombre en tombèrent malades, tandis que dans les villages de ce même district, qui y étaient plus rapprochés, et dont les habitants étaient en plus intimes rélations avec les dysentériques, en sont restés épargnés

(1) Le médecin en question attribue ceci à un vapor crassus. densus fœtidus et varie coloratus, qu'il avait vu s'élever, jusqu'au devant de l'église, à travers le village, et lequel vapore s'est abattu dans la forêt, contre lequel, ayant pris tout de suite, un antidote, en est resté sain et sauf. C'est là une opinion, tout-à-fait antique !

(Schroeter, Dissert 1799). A Nimwegen, commença la dysentérie en 1836 et 1882, toutes les deux fois, dans la même maison de la rue Paul, et elle se propagea de la même manière (Van Geuns). Dans quelques districts de Velau, en révanche, des régions, précisément, qui avaient été éprouvées, en 1779, par de fortes épidémies, en restèrent, en 1782, exemptes.

Des expériences faites sur la dysentérie des Camps, nous relevons ce qui suit : l'assertion de Mursina, d'après laquelle, lorsqu'une épidémie de dysentérie violente régnait, dans l'armée du Prince Heinrich de Hessen, pendant qu'elle était campée en 1778 en Rohème, près de Nimes, la maladie cessa immédiatement, lorsque le camp s'établit près de Leitmeritz, (malgré les fruits abondants, dont les soldats se nourrissaient). Après la bataille, livrée près de Dettingen, dans l'année 1743, l'armée anglaise, était campée, le 27 juin, sur un champ humide, près de Hanau. Dans l'espace de huit jours, près de 500 individus furent atteints de la maladie dans ce camp, par la dysentérie. Eloignées de quelques milles de ce camp, quelques compagnies séparées de reste de l'armée,étaient tout-à-fait mes conditions hygiéniques, mais la rivière, ces compagnies en restèrent en tout, saines et sauves (Pringle, l. c. p. 22 et 23).

Souvent, observe-t-on une amélioration soudaine, chez les dysentériques, après qu'un Lazaret ait abandonné une résidence insalubre, et qu'il fût transporté quelqu'autre part (v. Dillerius (1). Degenettes.)

En égard à ces faits, l'on doit, par conséquent supposer le concours d'action de différentes circonstances d'une raison particulière, et enfin, certaines localités, pour qu'une épidémie dysentérique soit produite. Une telle cause, déterminée, de cette manière-là, par des circonstances extérieures, se propageant, dans certaines endroits, et provenant du dehors, laquelle rend malades, une quantité d'organismes humaines — nous l'appelons miasme ; et ainsi nous pouvons désigner la dysentérie épidémique, comme une maladie *miasmatique*.

Mais, par ces faits rélatés, la nature du miasme dysentérique n'est pas encore déter-

(1) v. Dillenies a dû marcher, avec un Lazaret, abritant plus de 500 dysentériques, depuis le 26 juillet jusqu'au 3 août, en 1812, et il mis 4 pleines journées, à une distance de 9 à 10 jours. Les malades, extrêmement épuisés, ont été enfin installés, dans une bergérie de moutons, au milieu de la forêt. Là, campés, en pleine étoile, sur l'herbe sèche, les malades s'en sont rélevés très rapidement, en prenant de myrtilles fraîches, qu'ils cueillaient eux-mêmes, dans la forêt, suivant le conseil du médecin (l. c. p. 16).

minée. Avec une grande prédilection, l'on a cherché jusqu'à notre époque, dans une certaine qualité putride de l'atmosphère (« Mephitis » Voigt), que l'on croyait, déterminée par la putréfaction des semailles, pendant un été chaud et humide (Zimmermann), par un nuage fétide, développé, d'une manière quelconque, par les vapeurs, qui se frayent un chemin, à travers les entrailles de la terre, vers la surface en suite d'un tremblement de terre (Vittig, Geach et d a), Pringle en cite un exemple, qu'une dysentérie violente ait été provoquée, après que des hommes aient manié un sang putrescent, contenu dans une bouteille ; Fournier et Vaidy en citent une autre, où, la maladie a été déterminée, par l'inspiration de vapeurs putrides d'un champ de bataille, jonchée de cadavres, Chomel et Blache, en citent un autre semblable, où, la dysentérie a été déterminée par les miasmes d'une salle de section. Mais toutes ces raisons de putréfaction de l'air, sont sans fondement scientifique, et elles sont prises dans les nuages, que l'on a accusé aussi de putrescence, parce qu'un air putride, n'est pas admissible, parce que les êtres vivants n'y pourraient vivre un instant, où, si cette légère putrescence est supposée susceptible de vie, au moins, alors, ce ne sont point seulement certains individus, qui se trouvent enveloppés de cette atmosphère, qui seraient atteints de la maladie, mais touts les êtres vivants, hommes et animaux, qui s'y trouveraient ; car la vie est absolument impossible, dans un milieu délétère semblable. — Aussi, c'est avec raison, que Rollo et d'autres, en s'opposant à ces exemples décevants, déclarent que c'est une question si les affections intestinales, déterminées par l'affection putride, peut être identifiées avec la dysentérie ; et par conséquent, la limitation locale particulière de tant d'épidémies de dysentérie contredit l'adoption d'un empoisonnement de l'atmosphère, qui serait, d'après moi, un non-sens (Degner).

D'une manière très justifiable, l'on a dirigé son attention sur certaines qualités du sol de ces pays, où, la dysentérie règne endémiquement. Il a été démontré que, presque partout, sous les tropiques, il y a un parallelisme entre la provenance de la dysentérie et des fièvres intermittentes et rémittentes, voire même, que, dans quelques régions (p. e. la Guyana), précisement là, où les accès peuvent se présenter comme des accès dysentériques, à caractère intermittent même (St Luise aux Indes occidentales, suivant Rollo). C'est ainsi que l'on n'était pas loin de la supposition que le miasme de la dysentérie depend des processus de putréfaction de matières végétales et animales à l'instar de la malaria, d'une manière analogue, sur les terrains marécageux. Déjà, le texte, si souvent cité d'Hippocrates (1) y vise que les différents auteurs du moyen âge et de temps modernes (Fabricius, Hildanus, v. Geuns, Geach), surtout des les observateurs de dysentéries tropicales, même de tels auteurs, qui, pour l'explication de la production de la dysentérie en particulier, considèrent les moments mécaniques, pour suffisants (Annesley, Rollo), et ils reviennent toujours à un miasme, produit dans le sol, lorsqu'il s'agit de l'étiologie des épidémies de dysentérie. — La dysentérie des armées, elle-même, comme elle éclate, lorsque des masses de corps d'armée changent rapidement de postes, ne contredit pas cette opinion ; elle est aussi bien, presque toujours une dysentérie des camps, elle ne se developpe toujours que dans des endroits, disposés particulièrement, comme des auteurs militaires le rélèvent (Pringle, Mussina). Encore dans la dysentérie de la dernière guerre franco-allemande, Virchow et Seitz déclarent

(1 De aëre, aquis et locis, cap. III : Quae aquae sunt palustres et stabiles et lacustres, eas per aestatem quidam calidas, crassas et olidas necesse est...... Multae intestinorum difficultates et alvi profluvia per aestatem incidunt, et febres etiam quartanae, diuturnae.

avec raison, qu'elle s'est développée, dans les camps de Metz et de Paris, principalement, en épidémie : ce sont précisément des régions, qui sont déjà connues, comme, contenant dans leur sein, la fièvre intermittente (les fortifications près de Paris (1) ou la dysentérie (2).

Or, nous pouvons admettre, comme cause de la dysenterie épidémique et endémique, un miasme, qui se développe sous l'influence d'un climat semblable, dans un sol d'une qualité particulière, humide, et peut-être marécageux, d'une manière analogue, comme le poison de la malaria, et lequel, dans les zônes tempérées, ne se trouve que temporairement. Avec cela, il n'y a pas naturellement l'identité du poison de la dysentérie avec celui de la malaria, laquelle n'existe certes nullement ; car il y a beaucoup de régions fiévreuses (p. e. la peninsule indienne Guzerate), qui sont libres de la dysentérie, et vice versa.

En général, par ce que nous venons d'énoncer, il n'y a rien de connu sur ce miasme hypothétique : nous ne savons pas même, s'il est aëriforme, où s'il est solide etc. La théorie parasitaire de Linné, qui a considéré la dy-

(1) Trousseau-Niemeyer, Med. Klinik. Bd III. p. 341,

(2) Gloxin. Dissert-Praelog, pag. 4. — Marquet, médecin à Nancy, décrit une épidémie de dysenterie grave 1734 à Viterne en Lorraine.

sentérie comme une gâle des intestins (Amœnitat. academ. vot. 5 Diss. 82), a dû être, depuis abandonnée, depuis longtemps.

Basch. (l. c. et Oesterr. Zeitsch. für prakt. Heilkunde 1868 N. 44) prétend, d'après des récherches faites, avoir découvert des micrococcus, et des filaments de champignons dans les intestins des dysentériques du Mexique, et spécialement, dans les villi, et les interstices des glandes de la muqueuse des intestins grêles et des gros intestins, ainsi que dans les veines du tissu sous-muqueux. Le professeur Heubner n'a pas réussi à trouver des filaments de champignons, dans des nombreux intestins des dysentériques, morts à l'hôpital de Leipsik. Il a, en révanche, vû, dans la muqueuse et dans quelques parties (interstices du tissu connestif) du tissu sous-muqueux, des amas de petits corpuscules, insolubles par les acides et les alcalis, ainsi que par l'éther, qui pouvaient être pris pour des micrococcus. Cependant, ces amas n'étaient pas plus nombreux, que ceux, que l'on observe dans d'autres intestins, dans la solution de Müller, et ensuite, conservés dans de l'alcool, et que l'on rencontre presque régulièrement, dans le contenu frais des intestins (ferment nucléolaire de Hallier). Il n'y a que des cultures, qui aient qu offrir quelque chose de décisif sur la nature de ces corpuscules, dont, nous n'avons pas eu l'occasion d'user.

Aussi Rajewski (1) trouva dans l'exsudat diphthéaitique de la muqueuse intestinale, dans la dysentérie, à côté d'une métamorphose hyaline particulière des vaisseaux sanguins, des mikrococci et des bactéries, et notamment, amassés en colonies, tandis que, dans le tissu inaltéré, il n'y en avait que quelques uns. De même, ils s'en trouvèrent des canalicules, dans le suc, remplis de bactéries.

Dans des expériences, que, porté par les faits sus-mentionnés, il avait exécutées sur des lapins, il s'est trouvé, qu'après une simple injection d'un liquide, contenant des bactéries, dans le courant circulatoire, aucune inflammation de l'intestin n'en pouvait être déterminée, qu'au contraire, les parasites adhéraient dans l'intestin, catarrhalement enflammé par l'injection ammoniacale, qu'ils se multipliaient, et qu'ils provoquaient l'altération hyaline sus-mentionnée. Jusqu'à présent, des communications, plus détaillées sur ces expériences, n'ont pas encore été faites.

Klebs (2) désigne, comme douteux, l'opinion de considérer la dysentérie, comme un processus mycosétique ; mais il en considère

(1) Centralblatt für die médecin. Wissenschaften 1875. No 41.

(2) Archiv für exp. Pathot. Bd. IV. p. 481.

l'état pathologique, comme *tout-à-fait différent* de celui de la vraie diphthérie du gossier et de la conjontive du tulbe (1).

Contagiosité.

Il y a une question pratique, très importante — si le poison de la dysentérie, transmis d'un individu à un autre, produit la maladie — si, en un mot la *dysentérié est contagieuse.* — Il ne peut s'agir ici que de la dysentérie épidémique, comme la dysentérie sporadique n'est pas, notoirement, contagieuse, au point que, auparavant, précisement, on distinguait entre la dysentérie contagieuse et la dysentérie, non contagieuse. Les opinions sont dans ce cas, comme dans la fièvre typhoïde et le choléra, très divisées. Parmi les bons épidémiologues, il n'y a que Degner, qui se prononce sur la contagiosité de la dysentérie, d'une manière absolue, d'après ses observations faites à Nimweg. Dans cette ville-là, l'épidémie avançait, dans une propagation progressive, de rue en rue, et de quartier en quartier. Les médecins et les garde-malades en étaient infectés. Geach en raconte la même chose, sur Plymouth. La plupart des observateurs s'y prononcent au

(1) Ibid. p. 223.

contraire, avec la plus grande réserve. Mursina rélève pour Herford surtout, que les habits et les litteries des personnes, qui avaient sucombé à la dysentérie, quoique, achetés avec avidité, et mis en usage, n'ont point déterminé la maladie chez les acheteurs insouciants, bien portants. Zimmermann, Rollo, dernièrement, Annesley, Hauff, considèrent la dysentérrie, comme, originairement, non-contagieuse. Tous ces auteurs racontent, qne la maladie ne soit devenu contagieuse, que dans *la marche ultérieure de l'épidémie*; et notamment, surtout là, où, une énorme quantité de malades étaient pressés, dans des espaces resserés et étroits, (des exemples en sont cités par Mursina, Pringles et d'a.) Mais dans ce cas, non plus, il ne s'agit de contagion d'homme à homme, mais toujours de la communication de la maladie, par les évacuations alvines (par les latrines, des instruments, employés en commun etc).

Les expériences, qui en furent faites, dans l'épidémie de la guerre de 1870, sont les mêmes. Dans le grand Lazaret de réserve No 1, à Leipsik, dans lequel, souvent, plus de 200 dysentériques et plus étaient couchés en commun (dans un nombre total de 600-700 malades), il n'y eût un seul cas de communication contagieuse de la maladie, indubitable. — En révanche M. le professeur Heubner dit avoir entendu, que, dans le camp, où, l'on était forcé souvent d'accumuler des dysentériques, très gravement malades, dans des localités, très étroites, l'infection, par les lieux, en arrivait très fréquemment; elle cessait, aussitôt que l'on y prenait des mesures contraires, efficaces. Dans les hôpitaux de Metz, des médecins et des garde-malades en ont été infectés (Seitz).

Il doit, par conséquent, y être accordé, une contagiosité limitée, *aux effluves des dysentériques*; mais cette contagiosité paraît n'être mise en action, que lorsqu'une grande accumulation de ces effluves s'opère. On ne peut ne pas penser, que de petites quantités du poison miasmatique s'en vont, de nouveau, par les selles des malades, et si ces derniers s'accumulent, des quantités suffisantes du miasme se réunissent de nouveau, pour en opérer des nouveaux empoisonnements. Par rapport aux mesures prophylactiques, chaque évacuation, dans le courant de la dysentérie épidémique, comme le remarque, avec raison, Bamberger,. doit être considéré, comme dangereuse.

La question, si le poison dysentérique est entraînable, doit être encore considéré, comme, pas encore résolue. Quelques données contenues, dans des rapports épidémiogiques y visent. Degner en cite plusieurs cas, (l. c. p. 8 et 9) qui prouvent que la dysentérie de Niemwegen, y a été, transportée par des visiteurs des maisons infectées, des villages voisins. Fournier et Vaidy parlent d'un entraînement de la dysentérie, dans l'Hôpital d'Ostende, par des soldats malades, l'année 1794 (Dict. des sc. méd. tom. X. pag. 342, etc.) — Mais en grand et en général, le fait parle notamment, que des parties d'armées, n'ayant presque jamais communiqué la maladie, à la population civile, l'idée de l'entraînement de la maladie, devient très peu probable. Voyez de très nombreux exemples de ce genre, in Diction. des se. méd. dans les guerres de Napoléon I. De même, dans la dernière guerre, des épidémies de dysentérie n'ont point été suscitées parmi la population, par les soldats dysentériques. C'est pourtant évident, que dans l'année 1871 et 1872, plusieurs épidémies de dysentérie ont été observées : en 1871, dans plusieurs villages à Leipsig, en 1872 à Ludvigsburg, (Dr Seegen), au Grand Duché d'Oldenberg (Kelp).

III CONFÉRENCE.

Causes du choléra sporadique.

Messieurs,

La dysentérie sporadique, qui arrive partout, en été avancé, chez les adultes, aussi bien que chez les enfants, doit être considérée comme, tout-à-fait, et essentiellement, une maladie locale et différente de l'épidémique. Elle diffère de celle-ci, comme le choléra nostras, diffère du choléra asiatique. Mais il est comprehensible, que les causes, par lesquelles, elle est provoquée, jouent aussi le rôle important de cause prédisposante ou de circonstances adjuvantes, autant qu'elles conduisent, en elles-mêmes, à une inflammation des gros intestins, et ainsi elles aplanissent la voie au développement du poison spécifique de la dysentérie.

Si nous examinons les premiers stades de l'inflammation dysentérique, il apert que le courant des cellules du pus est toujours dirigé vers la surface de la muqueuse, que les premiers altérations s'opèrent tout près de la lumière de l'intestin, qu'en conséquence, l'incitant inflammatoire agit sur la surface de la muqueuse. De cette manière, là, le regard de l'observateur est conduit dans le contenu intestinal, qui est surtout en contact avec celui-là.

Relativement aux *aliments nuisibles* et en général, aux *ingesta*, déjà les anciens, entre autres, Archigènes, indiquent que les mets corrompus et l'eau potable « empoisonné » peuvent produire de la dysentérie. Fabricius de Hilden en cite un très long règistre de médicaments, de boissons et d'aliments corrompus, qui sont inculpés par lui, comme capables de déterminer la dysentérie. Ce sont surtout les fruits verts, qui sont désignés, comme provoquant la maladie. De nombreux autres auteurs (surtout Stoll, et récemment Trousseau) considèrent toutes ces causes, comme insignifiantes.

On ne peut disputer la possibilité que, des produits de putrefaction peuvent se développer, dans leur voie, à travers l'estomac et les intestins, et en donner les stimulents les plus intenses, pour la muqueuse intestinale. Mais que, nonobstant, très souvent, de telles causes nocives fortes même peuvent être supportées sans inconvénient, ceci s'explique de ce que, dans la pluralité des cas, ces éléments nuisibles excitent des mouvements *peristaltiques intenses*, et, de cette manière, ils sont rejetés des intestins.

Or, ces parties dans lesquelles le contenu intestinal reste le plus longtemps à l'état normal, ce sont certainement le cœcum et le gros intestin, surtout leur partie inférieure. Ainsi ce sont ces parties qui sont disposées à être surtout très-irritées par le contenu intestinal, et, s'il y a en même temps de *l'inertie réelle des intestins,* alors les excitants, qui sont peut-être modérément intenses, comme par exemple les ingesta de cette espèce, en y restant plus longtemps, peuvent provoquer l'inflammation de la surface muqueuse de ces intestins.

Cette inertie de la musculature intestinale est pourtant importante pour l'étiologie, à un autre point de vue. Elle a pour conséquence la stagnation des matières fécales dans l'intestin, et celles-ci peuvent ainsi fournir un tel stimulant à *un intestin, déjà affecté catarrhalement par d'autres causes, et produire la dysenterie :* C'est cette circonstance qui est surtout relevée par les médecins des régions tropicales, comme surtout prédisposante. Rollo dit (1787, d'après ses expériences faites à Ste.-Lucie) ; « Lorsque donc l'inflammation est produite, « elle doit être, sans faute, activée de beau« coup par les scybales qui se pressent con« tre la partie interne des intestins, sur« tout dans leurs courbures » ; et Annesley dit:

« (l. c.) that numerous cases of dysentery « indeed com mence with the characteristic « signs of morbid accuumlation in the large « bowels, has been a matter of daily observa- « tion in my practice amongst persons re- « cently arrived in India. » Il n'y a pas long-temps, Virchow a attiré l'atteution des observateurs sur ces circonstances, (Ses Archiv. Randv. p. 348). Il a montré comment, là où une stagnation des matières fécales a eu lieu, dans la partie supérieure des intestins rétrécis, une affection intestinale, analogue à la dysenterie, est très-souvent observée.

Cet effet mécanique est certainement très-important pour l'étilogie.

Il n'est pas certainement suffisant, seul, pour déterminer la dysenterie, mais il suffit, indubitablement, dans beaucoup de cas, pour élever une affection intestinale, produite par une cause quelconque, à la dysenterie. Une telle transition, d'une affection à une autre,est très-souvent observée sur le cadavre, et surtout dans les lieux où, comme le relève Virchow avec raison, les masses fécales peuvent notoirement rester facilement en stagnation : ces lieux-là, ce sont le cœcum et les courbures. — Mais cet effet existe facilement dans la dysenterie des armées, aussi bien que dans la dysenterie tropicale. Les hauts degrés de température disposent, comme on le sait bien, à une grande paresse des mouvements des intestins, et le degré que, chez les soldats, l'accumulation des fèces peut atteindre, a été remarqué, dans la dernière guerre, avec stupéfaction. — Il est évident combien cette *théorie de rétention* donne des indications importantes pour le traitement.

Une question ultérieure, notamment une question très-débattue, dans les siècles précédents, c'est celle qui s'occupe de découvrir si les sucs du corps lui-même, en s'altérant morbidement, peuvent fournir des stimulants pour le conduit intestinal, au point d'allumer une inflammation, — (les « humeurs âcres » qui s'écoulent, d'après Galien, avec la bile ; les « acrimonies » produites par la fièvre, selon Sydenham, etc).

Nous n'avons pas de preuve que la bile ou toute autre sécrétion glandullaire soit susceptible, dans le corps vivant, de décomposition, de manière qu'elle devienne un irritant pour la muqueuse ; par conséquent cette hypothèse doit être abandonnée. — C'est d'une autre manière qu'Annesley admet une espèce de *dysenterie hépatique* tropicale en rapport avec la sécrétion de la bile : Il dit que, sous l'influence d'une haute température, les fonctions du foie et la préparation de la bile (peut-être bien la sécrétion des sucs digestifs) souffrent, que, par suite de cette souffrance, des décompositions anormales des aliments (les éléments graisseux) arrivent, et que ces éléments de décomposition provoquent la stimulation inflammatoire.

Des refroidissements de cette sorte peuvent, par exemple, arriver en plein bivouac, après des journées chaudes, sur un sol froid et humide, ou lorsque le corps est mis à nu, dans des nuits chaudes,avec des vêtements mouillés le recouvrant, et qu'il reste longtemps dans cet état-là, comme chez les blanchisseuses . — un tel cas est connu de M. le Professeur Heubner.

Dans ce cas c'est, en premier lieu, le péritoine et les muscles intestinaux, et en suite la muqueuse, qui sont atteints d'un état rhumatismal ; et les auteurs qui admettent une telle *dysenterie rhumatismale* (surtout Stoll) la font accompagner de coliques très-violentes. Quelques observateurs (Cullen, et surtout Fouquet) vont même si loin, qu'ils désignent les crampes de ces muscles comme le symptôme primaire, auquel fait suite l'affection de la muqueuse. Quoique ceci ait été beaucoup soutenu, cependant une certaine influence des crampes sur l'engouement du sang de la muqueuse et du tissu sous-muqueux, ne peut être méconnue, et l'on doit admettre la possibilité de l'activité de l'affection catarrhale déjà existant. Certainement, pour éclairer la production d'une inflammation dysentérique, il faudrait appeler en aide d'autres circonstances, telles que la constipation etc.

Du tableau que nous avons retracé de la pathogénie de la dysenterie, il devient clair que la dysenterie sporadique se produit par le *concours* de plusieurs stimulants simples, dont chacun pourrait provoquer une entérite catarrhale, et que, dans chaque cas particulier, l'état inerte ou spasmodique des muscles de l'intestin joue un rôle très-impartant.

Des *rapports individuels* semblent de peu ou d'aucune importance, relativement au développement de la dysenterie ; la maladie atteint tous les âges ; elle ne ménage aucun sexe, elle saisit tous les états. — Ce sont surtout les personnes faibles et malingres qu'elle attaque le plus ; les soldats surtout sont ordinairement le plus gravement atteints.

La dysenterie secondaire doit être considérée d'une manière analogue, comme toute autre inflammation parenchymateuse,par exemple l'inflammation des parotides, celle de chaque partie de la peau qui s'établit, en suite de maladies graves, surtout de maladies constitutionnelles. Des engouements du sang, et des hypérémies d'engouement,dans le petit bassin, (par suite d'une grande faiblesse du cœur, après un alitement prolongé), fournissent bien la première occasion à la localisation de l'inflammation dans la partie inférieure du gros intestin. Dans ce cas aussi ce pourrait n'être, au commencement, qu'une affection catarrhale simple de l'intestin, qui, par la persistance de circonstances hygiéniques défavorables, se developperait sous la forme exsudative.

PATHOLOGIE.

Aspeot général de l'image de la maladie.

La distinction entre la dysenterie sporadique et la dysenterie épidémique ne peut être bien faite par la descriptiou des symptômes. Là, il n'y a que le degré et l'étendue des lésions anatomiques qui en décident, et ces lésions peuvent, dans la dysenterie sporadique même, être très-considérables. tandis que dans la dysenterie épidémique, elles peut être très-peu importantes, quoique l'on doive concéder qu'à la dysenterie sporadique appartiennent plus les affections légères, les catarrhales, tandis qu'au contraire, les affections, les plus graves, les diphthéritiques, sont l'apanage de la dysenterie épidémique.

La maladie débute ordinairement avec une diarrhée simple. Pendant un ou deux jours, jusqu'à 15 jours, deux ou trois selles aqueuses, jaunes ou brunes s'en suivent, avec des douleurs abdominales médiocres, bien qu'auparavant des évacuations alvines, pour la plupart irrégulières, aient dévancé. L'appétit n'est que peu troublé ; mais,dans des cas graves, déjà aux premiers jours, survient une anorexie complète, et même un ou plusieurs vomissements éclatent. L'état de la santé générale est, si ce n'est un peu de lassitude. peu troublé ; le malade n'est pas obligé de garder le lit ; il peut même vaquer à ses affaires.

Du troisième jusqu'au cinquième jour la diarrhée s'aggrave, le plus souvent nuitamment. Des frissons alternant avec de la chaleur, ou même un rigor, du malaise général et une sensation de faiblesse générale annoncent cette aggravation. Les coliques deviennent plus violentes et, en même temps, plus fréquentes, et elles se repètent,comme par accès ; le ténesme devient si intense que c'est à peine si le patient peut lui résister un peu de temps. Quelque violent que soit le ténesme, pourtant, en lui satisfaisant, il n'y a que peu de matières, bien moins qu'auparavant, qui soient rejetées, et cela ne se fait qu'avec des épreintes très-ardentes, de très-grands efforts, et une douleur brûlante à l'anus (ténesme). La qualité des selles est, au commencement, féculente, mais les aqueuses, ou même, les pultacées font voir un mélange de mucosités abondantes qui se déposent au fond du vase, comme une masse gélatineuse, gluante, souvent marquée de stries sanguinolentes, ou comme des lambeaux transparents qui nagent sur la surface du liquide.

Le malade se relève du pot, sans avoir la sensation d'un soulagement, pour être, de nouveau, bientôt surmonté par les mêmes épreintes et le même ténesme ; de cette manière, ce drame se répète, à des intervalles courts ou longs, de manière que, dans une nuit, 10 à 20, et dans des cas graves, 40 ou 60, voire même, jusqu'à 100, de telles selles torturantes peuvent s'en suivre. Alors, le caractère féculent de ces selles se perd rapidement, et il n'y a que du mucus sanguinolent, ou du sang pur, qui s'en écoule. Au mucus hyalin, coloré en rouge, des grumeaux ponctués, blancs et opaques s'ajoutent ; après une durée de plusieurs jours, de petits morceaux ronds se trouvent dans un sérum rougeâtre, ressamblant à de la chair hachée (lotio carnea).

En partie par les douleurs violentes et

continues, en partie par la perte de sang et d'albumine, qui se fait sans aucune recette réparatrice, l'état des forces du malade tombe considérablement, au point qu'il ne peut plus se tenir debout, et qu'il passe son temps à la recherche du pot et de son lit dans lequel il se jette tout épuisé. Pendant un temps souvent très-long, pendant lequel le patient doit céder à la presse abdominale, souvent il s'évanouit. La face est pâle, souvent avec une nuance jaunâtre, voire même quelquefois elle est tout à fait ictérique ; des maux de tête, du vertige, des susurus aux oreilles, l'insomnie complète, la perte entière de l'appétit, et une soif ardente. augmentent les tortures du pauvre patient.

C'est ainsi que la maladie, d'un degré modéré, dure de 6 à 8 jours ; la matinée est un peu supportable et tranquille, vers le soir et dans la nuit, les scènes dépeintes se répètent. L'abattement et l'émaciation deviennent de plus en plus grands ; chaque mouvement est douloureux et dyspnéique, le cœur s'affaiblit, le pouls est petit, les extrémités froides. Les yeux s'enfoncent dans leurs orbites ; la langue, enduite au commencement de blanc, devient lisse et brillante ; l'abdomen est le plus souvent ballonné et tendu, dans plusieurs endroits douloureux. Les alentours de l'anus, deviennent rouges ; la strangurie s'ajoute au ténesme.

Dans des cas légers, le ténesme incessant et les douleurs abdominales diminuent tout d'abord, après la persistance de la maladie, pendant quelques jours, tandis que les selles anormales durent. Cependant ces dernières deviennent plus rares, et l'on y remarque, de nouveau, des masses fécales qui manquaient tout à fait, pendant un certain temps (1) Ordirement les selles pultacées alternent avec des selles muqueuses et sanguines, mais qui, maintenant, sont évacuées sans ou avec très-peu de ténesme. Peu à peu, dans l'espace de 6 à 10 jours, ce mélange anormal cesse tout à fait, l'appétit revient, les forces de même, lentement, et après 1 1[2 jusqu'à 2 1[2 semaines, le malade entre en convalescence, mais il conserve encore, pendant quelque temps, une grande sensibilîté des intestins.

Dans des cas graves, la violence du ténesme augmente de plus en plus ; les selles forment toujours un mélange plus intime d'éléments féculents et aqueux, mêlés avec du sang, du mucus, du pus, ou elles prenneut une qnallté putrescente, avec couleur noirâtre, verdâtre et une odeur fétide insupportable. Bien-

Par conséquent, c'est avec raison que Stoll appelle la dysenterie morbus, alvum occludens.

tôt, le malade ne peut plus quitter le lit, des matières coulent de l'anus béant, excorié, involontairement; l'anus est prolapsé; le pénis s'excorie, des décubitus se forment; et, après une durée de 8 à 11 jours, de cet état, le collapsus, avec l'abaissement de la température, se manifeste; le pouls, qui est fréquent, est à peine perceptible, la face s'étire, et des sueurs froides recouvrent les extrémités cyanotiques, les lèvres et la langue deviennent fuligineuses; la voix est rauque; il y a des angoisses précordiales; le malade répand une odeur féculente; il y a des crampes musculaires partielles. Les urines sont très-rares. Cependant la conscience reste intacte, et le malade enfin succombe, avec la faiblesse du cœur augmentée ou par l'effet d'une inflammation secondaire: c'est là la dysenterie gangréneuse ou la dysenterie putride des anciens.

Il n'y a que lorsque le collapsus n'a pas atteint un dégré supérieur que la guérison, quoique très-lente, peut s'en suivre.

Une troisième issue est celle d'une guérison incomplète de la *dysenterie chronique.* Alors, la maladie se maintient, avec un collapsus modéré, pendant très-longtemps, à la même hauteur; des améliorations apparentes de courte durée arrivent; mais, de nouveau l'aggravation survient ; les évacuations purement sanguinolentes et purulentes disparaissent aussi, mais une diarrhée chronique persiste ; les selles ont ordinairement une double couche, et elles contiennent des grumeaux de mucus, en pelottes de mucus et lambeaux. Des évacuations de pus pur alternent avec des selles fécales. Quelquefois des fèces moulées sont rejetées ; d'autres fois ce sont des aliments indigérés qui sont évacués (lienterie). C'est ainsi que l'affection intestinale traîne des mois, voire même des années tout entières, et avec cela un état d'une émaciation transparente, l'anémie et la faiblesse générale s'établissent. Les patients ne peuvent abandonner que très-peu ou point le lit ; des tuméfactions hydropiques et des hydropisies des cavités surviennent, l'abdomen est météorisé ou profondément rétracté ; le diaphragme s'élève vers le haut, et il entrave les fonctions respiratoires ; l'appétit est bas, et les malades meurent d'épuisement, après des mois, ou par suite de pneumonie, de la dégénérescence des reins, de Bright, ou une péritonite perforante. Mais, dans de tels cas aussi, la guérison peut enfin être obtenue, qui pourtant laisse, après elle, une grande sensibilité des intestins (1), et par les phéno-

(1) Tam sagax est natura, dit Fabricius, ut abeo, ex quo aliquando damnum aliquot accepit, semper abhorreat.

mènes consécutifs de la sténose intestinale déterminée par la cicatrisation des ulcères, l'issue fatale et un marasme permanent, peuvent en être la conséquence.

IV CONFÉRENCE.

Anatomie pathologique.

Messieurs,

Le processus dysentérique consiste en l'inflammation de la muqueuse et du tissu sous-muqueux, et, dans les cas graves, des autres tuniques des intestins aussi, laquelle se présente sous *deux formes différentes* ou, si l'on aime mieux, — àtous les deux degrés, c'est-à-dire. comme une inflammation *catarrhale*, ou, mieux, *séro-purulente* et *diphthéritique*, ou *fibrineuse*. (1) Il est nécessaire, dans la description anatomique de la dysenterie, de maintenir cette

(1). Sur la définition de l'inflammation diphthéritique, il n'y a pas, parmi les différentes observations, un accord défini. (Vide Wagner's algemeine Pathologie. 6ème édit. p. 344 et 99). Récemment, il paraît que la désignation (Eberth,centralblatt 1873 No 19) n'en doive être encore appliquée qu'à de telles inflammations, qui sont provoquées par la présence des micrococcus. Le professeur Heubner, en la conservant, a tenu à l'ancienne définition de Virchow (Virch. Arch.Bd I. p. 253), qui la détermine, comme « une exsuda-

distinction bien prononcée. Car, quand même cette espèce d'inflammation fait des transitions insensibles et progressives, l'une sur l'autre, il y a pourtant des cas de dysenterie indubitablement catarrhales et des cas diphthéritiques (2), dont chacun parcourt ses stades particuliers, et dont chacun imprime, à l'altération anatomique, son cachet particulier, de manière que les altérations qu'un intestin, affecté de dysenterie, offre. ne soit compris que par le stade séparé des deux formes. Cette distinction pourtant a une grande importance clinique, autant que les deux formes, dans leurs extrêmes, représentent, par rapport à leur gravité, deux maladies, essen-

tion de fibre compacte et amorphe, qui est coagulée entre les éléments des tissus,et qui tend à la nécrose.» Une telle exsudation est facile à démontrer dans la dysenterie, comme cela sera montré plus tard. Mais si des micrococcus y sont en jeu comme excitants inflammatoires. c'est que ce même professeur n'ose, d'après les investigations faites jusqu'à présent, ni affirmer, ni nier.

(2) Pour ce dernier cas, Heubner prétend pour pouvoir s'élever tout haut, contre Virchow, qui dit (Kriegstyphus et dysenterie. Virch. Arch. 52 p. 26) que : chaque dysenterie commence, comme une inflammation catarrhale. » Ces cas de dysenterie, dans lesquels, tout le conduit intestinal, depuis la partie inférieure de l'iléum, jusqu'à la fin du rectum est imprégné d'un exsudat continuel, sans qu'encore la formation d'un ulcère soit dans une partie remarquable ; ils doivent pourtant être compris comme des affections qui ont suivi une marche rapide de diphthérite primaire..

tiellement différentes. Les observateurs anciens d'une grande importance, ont déjà bien exactement connu la maladie, sans connaître des rapports anatomiques que nous pouvons maintenant bien démontrer. Leur distinction entre dysenterie bénigne et maligne, entre dysenterie rhumatismale et putride correspond à la dysenterie catarrhale et diphthéritique ; l'on savait aussi que la dysenterie simple — la rhumatismale — (inflammatoire) peut, dans certaines circonstances, devenir putride (gangréneuse). La dysenterie sporadique est principalement catarrhale, et elle représente les formes diphthéritiques les plus légères, tandis que la dysenterie spécialement « primaire » n'arrive bien que dans les épidémies. Cette dernière doit son existence à des stimulents particuliers, car l'exsudation « fibrineuse ne peut être provoquée par la voie de l'expérimentation, ce qui réussit si bien pour la « purulente ».

1. L'inflammation *séroso-purulente* (la dysenterie catarrhale de Virchow, l'ulcération follicullaire de Rokitansky et de Bamberger) commence avec une hypérémie forte de la muqueuse et du tissu sous-muqueux. L'intestin n'est pas essentiellement altéré à l'extérieur ; tout au plus, une coloration rougeâtre forte paraît à travers quelques parties. La muqueuse

se montre, après l'évacuation du contenu intestinal, recouverte par une couche muqueuse ordinairement épaisse, hyaline, striée en rouge, facile à déterger. La coloration en est rouge foncé, avec quelques points rouges noires ; mais la rougeur est maculeuse et striée, correspondant à la hauteur des plis de Kerkring, dans l'intestin grêle, aux plis du gros intestin, fait par hasard, par les contractions de la tunique musculaire. La muqueuse est en général plus plissée, les villi, dans le gros intestin, plus gros.

Le tissu sous muqueux est seulement d'autant plus large qu'elle contient des vaisseaux plus dilatés, et elle paraît, pour cela, ponctuée et striée en rouge. La tunique musculaire est normale.

Microscopiquement, il se montre une énorme dilatation et oblitération d'un grand nombre de capillaires, qui montent en haut, en partie entortillés dans les interstices glandulaires et les villi (intestin grêle), en partie à la base des glandes, le long de la surface de la tunique musculaire. La lumière des capillaires (mesurée sur des préparations dans l'alcool) est d'un diamètre de 0,03-0,05 Mm. Mais cette dilatation n'est à remarquer qu'en partie et sous forme de macules, dont chacune contient 2 à 5 villi ou un interstice

Le tissu de la muqueuse n'a pas subi d'altération remarquable.

Le tissu sous-muqueux est turgescent par des artères dilatées (lumière : 0.2 Mm,) et des veines (0,4—0,5). Les follicules sont entourés d'une couronne de capillaires hypérémiés. Le tissu conjonctif du tissu sous-muqueux est à peine altéré ; ses petits faisceaux étroits sont pressés les uns sur les autres et les noyeaux des cellules adhérantes sont visibles, à des distances régulières.

L'infiltration séroso-purulente.

(*2me Stade de la dysenterie catarrhale*).

La muqueuse est encore un peu plus tuméfiée. pâle et colorée en blanc rougeâtre ; il y a tout autour des follicules qui se présentent comme des tubercules blancs visibles, et tout autour, des taches rouges étoilées. Ici, il y a souvent une petite excavation, dans des parties où la muqueuse est plus fortement tuméfiée au-dessus de l'élévation que le follicule détermine, laquelle se trouve dans une fossette : elle correspond à cette profondeur que la partie de la muqueuse, qui est libre de glandules, fait au-dessus du follicnle (Kölliker, Gewebstehre 5 Auffage, Fig. 298 et 1). Cela tient à la tuméfaction de la muqueuse qui est tout autour plus épaisse et qui contient un peu de sérum et de mucus.

Le tissu sous-muqueux est de 3 jusqu'à 5 fois plus épaissie, et elle fait sortir, par la pression, une assez grande quantité d'un liquide séreux. La musculeuse est de même plus élargie par un gonflement séreux, et elle montre des incurvations ondulées, vers la lumière de l'intestin.

Sous le microscope, on découvre maintenant une diminution de l'hypérémie ; les autres capillaires engorgés ne sont que plus ou moins visibles ; en revanche, les interstices glandulaires et « la membrane de Basal » de la muqueuse sont *plus larges*, dans plusieurs parties, et elles contiennent, en dedans du tissu cytogène, une plus abondante accumulation de cellules rondes qu'à l'état normal. Ces cellules ont un diamètre de 0,007—0,01 Mm. ; elles sont granulées, pourvues à leur périphérie de petites gouttes graisseuses, et elles ont ordinairement un grand noyeau partagé en trois, et un petit manteau de protoplasma : Ce sont, par conséquent, des cellules de pus. Le mucus qui adhère à la muqueuse, est souvent rempli de telles cellules à demi détruites. Les glandules muqueuses sont, dans plusieurs parties, comprimées, dont quelques unes ont les terminaisons borgnes et sont dilatées en cystes. (1)

La celluleuse est large de 0,5—1,0 Mm. et elle étale des surfaces tournées tout le long de la muqueuse, et ainsi elle est toujours en correspondance exacte avec les vaisseaux sanguins un peu dilatés ; elle montre quelques traînées des mêmes *cellules rondes*, dont la muqueuse est infiltrée. C'est surtout le cas aux *alentours des follicules*. Ces cellules sont manifestement *agrandies* ; elles sont pour la plupart ovales ; elles sont parallèles à l'axe longitudinale de la surface de la muqueuse ; les sinus lymphatiques périphériques sont larges, dépourvus de pus ; la suppuration comprend surtout la pointe des follicules, de sorte qu'elle pénètre la musculeuse et la muqueuse qui s'étend au-dessus de celle-là, et qui forme le fond de la fossette muqueuse (vide plus haut), souvent pénétrée fortement de pus, au point qu'elle est près de crever. Le *tissu connectif* de la celluleuse et ses cellules (endothélium) ne sont pas, dans ce stade, essentiellement altérés ; les baguettes sont peut-être un peu fusionnées ; mais la propagation principale en est opérée par une liquide albumineux,

(1) Rokitansky (l. c.) st Bellmont (l. c. p. 20) font mention d'élévations épithéliales, semblables à des bulles.

répandu dans ses fissures larges. Dans la tunique musculaire, de petites accumulations de corpuscules blancs se trouvent aussi le long des vaisseaux.

La plupart des cas de dysenterie légère parviennent jusqu'à ce stade, dans lequel des selles tout à fait caractéristiques etc., peuvent déjà être observées. La guérison est encore ici possible, d'une manière complète, par la diminution de l'engorgement, de l'inflammation et la résorption du pus.

La fonte purulente de la muqueuse.

(3me *Stade de la dysenterie catarrhale*).

La surface muqueuse présente alors un aspect irrégulier. Un grand nombre d'îlots d'un rouge bleuâtre, ou d'une couleur sale, tout à fait plats, sous forme de plateaux, à bords irréguliers, d'une grandeur variée, qui, souvent portent une pellicule grise ou verdâtre comme recouvrement et qui s'accumulent sur une surface plate, rougeâtre ou jaune brunâtre. Ces dépositions apparentes, les unes sur les autres, sont les restes de la muqueuse, en petite ou en grande partie détruite, qui, semblables aux restes de la neige fondue sur un champ, forment des élévations. La pellicule superposée consiste en un mucus très-visqueux, peut-être déjà fibrineux, mais qui peut en être retiré sans léser la couche glandulaire. La surface homogène qui porte des îlots, est composée de la celluleuse dénudée, souvent recouverte par ce qui reste de la muqueuse.

Un aspect tout à fait particulier est revêtu par cette surface de la celluleuse par les altérations subies tout autour des follicules. La capsule est ouverte à sa pointe par la suppuration commencée déjà au 2me stade, et l'on voit alors des orifices ronds dans beaucoup d'endroits de l'intestin, qui conduisent dans des cavités dans lesquelles le follicule lui-même se trouve comme un bouchon nécrosé. Mais la muqueuse qui se trouve dru tout autour des follicules, reste très-longtemps, sans être atteinte par la fonte purulente, et elle forme une petite couronne de superposition apparente autour de l'ouverture cratériforme susmentionnée. Plus tard, cette petite couronne est repoussée avec la celluleuse sous-jacente ; le follicule s'en va, et il en reste encore dans la celluleuse demeurée libre la moitié inférieure de la capsule folliculaire antérieure, comme un petit fossé, jusqu'à ce qu'elle périsse aussi, par suite de la suppuration avancée.

La celluleuse est ici plus fortement épaissie

et plus ferme. La musculeuse est œdématiée, et en partie infiltrée de pus.

Le microscope démontre, comme cause de cette destruction superficielle et *plate*, une suppuration excessive. Les parties de la muqueuse, qui sont encore conservées, sont tout à fait infiltrées de cellules de pus dans leur épaisseur, qui, d'un côté, disloquent les glandules, et d'un autre côté les compriment De plus les vaisseaux, qui se montrent dans la muqueuse, sont comprimés ; les cellules du pus et le tissu glandulaire se transforment en un détritus commun, dans lequel on peut souvent démontrer l'existence de restes de glandules qui en sont éliminées. On ne peut, dans *ces cas* rien remarquer d'une exsudation fibrineuse dans la muqueuse (ce qui est, dans la dysenterie diphthéritique très-clair) ; c'est pourquoi Heubner ne peut être d'accord avec Virchow, lorsque celui-ci désigne déjà ces pertes de substance, dans le typhus des armées et la dysenterie, comme des érosions diphthéritiques. Le tissu de la muqueuse est si tendre et si lâche, qu'il peut être détruit par une suppuration aussi intense.

Les follicules ne suppurent pas, il est vrai, d'eux-mêmes. Ils consistent en des cellules rondes, adhérentes les unes aux autres ; la pointe en est confondue avec la musculeuse et la muqueuse, par une infiltration purulente ; tout le reste du contour en est entouré par un espace large et vide (est-ce un sinus lyphatique ?) ; et si la suppuration ouvre cette cavité, alors le follicule lui-même se présente en dedans, divisé en plusieurs parties, ou en général il se présente comme un tampon nécrosé. Ce tampon est du reste beaucoup plus petit que « les graines du sagou » (Bamberger) dans les selles, et point identique avec celles-ci. Dans la cavité follicullaire vide, du mucus et des épithéliums paraissent quelquefois pouvoir être pressés en dedans, par les mouvements péristaltiques des intestins (1) ; formés de cette sorte, ces derniers peuvent enfin apparaître de nouveau dans les selles comme des grains de sagou. Les petits tampons folliculaires particuliers disparaissent comme du détritus dans le contenu des intestins.

La celluleuse est atteinte de l'infiltration purulente sur la surface jusqu'à une profondeur assez considérable (elle forme un véritable ulcère catarrhal). Dans les plus profondes couches si la suppuration pénètre profondément

(1) Cornil vient de décrire un cas semblable. Kelsch (archives de physiologie 1873 IV. V. VI) prétend que les glandes de Lieberkühn mêmes croissent avec leurs fonds, dans ces follicules, relachés, qu'elles les remplissent, en se contournant, d'une manière multiple, et qu'élles se transforment enfin en cavités qui sont recouvertes par un épithélium cylindrique, cotyloïde.

dans la celluleuse, une exsudation fibrineuse en est la conséquence, à travers les vaisseaux; la transition à l'affection diphtéritique s'en suit.

Lorsque l'ulcération n'est pas encore devenue très-étendue, la maladie, arrivée à ce troisième stade, peut guérir ; les parties en érosion se transforment en des cicatrices lisses et dépourvues de muqueuse, sur lesquelles la muqueuse conservée avance sous forme d'île; mais, plus tard, ces différences de niveau s'égalisent de plus en plus.

---

2) *L'inflammation avec un exsudat fibrineux*. (*Inflammation diphthéritique*, Virchow. Dysenterie gangréneuse. Dysenterie putride des anciens).

Celle-ci se présente dans sa forme exquise comme il suit: L'ensemble du gros intestin et les lacets inférieurs de l'intestin grêle présentent à l'extérieur l'aspect rouge-bleu foncé ; la surface séreuse est finement injectée; tout l'intestin semble rebondissant, et il offre la sensation de dureté et de consistance. La surface interne de l'intestin se présente comme une surface blanc-rougeâtre, continuellement, depuis la partie infime de l'iléon jusqu'au rectum, mais sous les plus différentes figures courbes, noirâtre, verdâtre ou tâchetée en rouge foncé, extrêmement inégale ; elle consiste en gonflements ressemblant, tantôt à des cartes géographiques en relief, tantôt à des vagues figées, tantôt aux gyri du cerveau, entre lesquels des sillons profonds et des déchirures se trouvent. (1) Sur les plus longues traînées, il s'élève de petites bosselures « miliaires » et une image très-variée qui ne rappelle plus en rien la membrane muqueuse.

A la section transversale, la paroi intestinale se montre extrêmement épaissie, mais on peut encore y distinguer une double substance, une substance large qui est la musculeuse courbée en dedans, en torsions multiples, et sur laquelle est un tissu ferme, homogène, en partie jaunâtre, en partie rougeâtre, qui oppose au couteau tranchant une assez grande résistance. Sur les parties où il y a, entre les tuméfactions, des rigoles et des fissures, une masse grumeleuse rare se montre au fond de la première, sur la musculeuse, comme un reliquat de la muqueuse et de la celluleuse détruites ici par l'atrophie et la gangrène consécutives à la pression.

---

(1) Cette forme de dysenterie la plus grave est celle qui a déjà causé l'étonnement de Pringle (l. c. page 290), et qu'il a comparée à la variole confluente. Cruveilhier la dépeint sous le nom de dysenterie « pseudo-membraneuse ». Mais il ne s'agit pas ici de la formation d'une membrane facile à enlever, mais bien d'une infiltration entourant et pénétrant (Voigt) tout le tissu.

Or, l'examen fin montre que la muqueuse et la celluleuse sont totalement détruites par une énorme extravasation, principalement de sang, moins de pus et d'un exsudat fibrineux solide et amorphe. Des substances étrangères remplissent toutes les interstices du tissu, et elles ont même tellement déplacé le tissu primitif qu'à peine il y a une indice de l'ancienne structure. A la place de la muqueuse, il y a une masse grise assez homogène et de grands foyers de sang extravasé. Ce n'est que sur des coupes très-fines que l'on reconnaît qu'en dedans de cette masse les glandes muqueuses gisent encore comme une double série mince d'épithéliums, qui, cependant, font l'impression en quelque sorte d'inclusions hétérogènes, sur, entre et sous lesquelles la masse extravasée se trouve tout autour. Des tranches fines de cette masse, secouées avec soin, font reconnaître un réseau qui consiste en fibres très-fines et plus grosses, très-luisantes. Ce réseau est produit par du pus et des corpuscules du sang qui y ont été introduits comme des balles dans une pâte, lesquelles en ont été éloignées.

La celluleuse est énormément répandue de 4--6 Mm., dans beaucoup d'endroits. Les fentes susceptibles de distension sont élargies en des espaces énormes qui sont pleinement remplis d'hémorrhagies. Les petits faisceaux de tissu conjonctif sont tellement distendus et refoulés par la pression de l'exsudat, qu'ils s'en vont maintenant en longueur et qu'ils n'y paraissent que comme des inclusions.

Si l'on touche avec le pinceau, ou que l'on secoue les tranches de ces masses hémorrhagiques, avec soin, il en reste encore un réseau de fibres grosses, brillantes, de couleur jaunâtre, très-finement enchevêtrées, non hémorrhagiques, ces réseaux se trouvent tout nus, peints avec du pus modérément abondant en dedans des espaces du tissu connectif. De tels réseaux se trouvent aussi le long des vaisseaux, dans la musculeuse, ils sont très-développés dans les fentes connectives de la séreuse.

Cette substance fibrineuse montre une grande résistance à l'acide acétique (il en sourd un peu de liquide, lorsqu'elle reste longtemps en repos), à l'acide chlorhydrique et à l'éther ; dans une solution de potasse, elle devient un peu claire, dans la même solution bouillante elle se dissout. Nous avons, par conséquent, manifestement affaire ici, avec un corps très-solide, fibrineux, dérivé du sang, d'une persistance chimique très-grande, qui gît, comme une masse morte, dans les tissus, et qui, lorsque l'exsudation est aussi grande, que nous l'avons décrite plus haut, les déprime complètement.

En même temps, le tissu conjonctif de la celluleuse même subit des altérations parenchymateuses.

Les trabécules du tissu connectif sous-muqueux, qui courent parallèlement, sont, comme ceux du tissu sous-cutané, (Flemming) et des tendons (Ranvier), recouvertes de cellules plates très-tendres, (corpuscules du tissu conjonctif, endothélium). Elles peuvent être très facilement démontrées, dans la celluleuse des lapins récemment sacrifiés, lorsqu'on la traite avec de l'eau de carmin. Dans les intestins de l'homme, elles ne paraissent (10--15 heures après la mort) ordinairement, que comme des noyaux gros, adhérant aux faisceaux autour desquels s'accumule un amas de protoplasma à contours ébréchés, très-fin et pâle. Dans la dysenterie catarrhale, ce tissu connectif montre des altérations essentielles. Mais, aussitôt cet exsudat diphthéritique-là se verse dans les espaces, les fentes, les trabécules pénétrés se gonflent ; elles perdent leur éclat normal et elles paraissent comme des ligaments larges, un peu brillants. Mais, en même temps, les endothéliums subissent une forte liquéfaction. Lorsque de tels intestins, aussi frais que possible, sont mis au contact, en tranches très-fines, d'une solution de Muller, après les avoir fait durcir dans la même solution et ensuite dans de l'alcool, et qu'on les y agite bien, l'on s'aperçoit, dans les faisceaux détachés les uns des autres, d'un côté des plateaux garnis de longues proéminences, et rangés en séries, le long des faisceaux, des corps grands, pour la plupart ovales ou anguleux, tantôt sans noyaux, garnis de granules foncées qui, manifestement, sont sortis de ces épithéliums liquéfiés (1). Ils ont un diamètre longitudinal de 0,03--0,04 Mm. et un diamètre transversal de 0,01--0,02 Mm.

C'est ainsi que, dans cette inflammation aussi, le tissu primitif subit une altération parenchymateuse, qui est peut-être le premier degré de la mortification postérieure.

Dans cette forme grave de dysenterie, ordinairement on n'observe pas la gangrène inévitable de toute la paroi intestinale pour la raison que la mort surprend de bonne heure la patient. Mais la gangrène arrive toujours, toutes les fois que l'inflammation

---

(1) Rasch (l. c.) a vu ces grandes formations cellulaires, qu'i, a peintes, et il les fait dériver aussi des corps du tissu conjonctif mais il croit que c'est d'eux que le pus s'est formé ensuite. Ce n'est pas pour cela même possible, parce qu'elles manquent dans l'inflammation purulente, et qu'elles ne se produisent que par suite du trouble profond de la nutrition.

diphthéritique s'ajoute, dans quelques sections, à la catarrhale.

Cette *union de la dysenterie diphtéritique avec la catharrale* forme le fait le plus fréquent de l'autopsie. Elle se rencontre surtout fréquemment au cœcum, aux courbures intestinales et au rectum.

La chose arrive alors histologiquement de telle sorte que l'empirement dans une partie intestinale, qui se trouve au stade séroso-purulent, est déterminé par une nouvelle hypérémie. (1) Les vaisseaux qui parcourent la muqueuse et la celluleuse infiltrées sont de nouveau très-dilatés et l'*hypérémiés*, il en est de même des régions éloignées, notamment *des vaisseaux de la séreuse* et de ceux *des follicules*. Dans ces derniers on découvre des anses nombreuses élargies qui pénètrent le tissu et qui participent aux troubles qui concernent tout le tissu sous-muqueux. *Tout de suite l'on voit alors, dans les fentes du tissu conjonctif et dans et sur la muqueuse, l'exsudation fibrineuse.* En même temps des suppurations circonscrites aussi fortes débutent dans la celluleuse, qui déterminent la formation d'*abcès sous-muqueux*, ces abcès déterminent dans la profondeur, des dévastations, avec le main-

---

(1) On pourrait considérer cette *seconde hypérémie* analogue àl'hypérémie qui provoque la suppuration dans la variole.

tien de la muqueuse. Des hémorrhagies dans différentes parties accompagnent l'exsudation fibrineuse.

Sur les parties ainsi saisies, toute la paroi intestinale devient plus épaisse; ainsi elle proémine sur les parties atteintes catarrhalement; la surface en devient de nouveau onduleuse et bouclée; la couleur en est blanc-rougeâtre, avec des points et des stries rouges foncés, ou elle est verdâtre, brunâtre, noire même, par la métamorphose pigmentaire ou par la coloration stercorale de l'exsudat fibrineux. Dans le cours ultérieur, *la gangrène* se développe dans les parties envahies par l'exsudation; les parties gangréneuses de la muqueuse, de la celluleuse, jusqu'à la musculeuse même, sont du volume d'une pièce d'une piastre en argent, jusqu'à celui d'un médjidié; elles se transforment en eschares jaunes ou noires qui adhèrent encore pendant quelque temps, comme des haillons foncés, à la paroi intestinale, et qui sont ensuite éliminées. Ou plus souvent elles tombent en détritus qui, par son élimination progressive, dénude de plus en plus profondément la paroi intestinale. Il en reste des pertes de substance sur ces parois composées de tissus insuffisamment nourris et qui sont en même temps colorés en vert foncé ou brun.

Dans d'autres parties, les abcès sous-muqueux détruisent, par des sinus fistuleux, de plus en plus, le substratum de la muqueuse; et celle-ci forme alors des ponts grands et petits, qui se prolongent ainsi sur les ulcères, plus loin. C'est ainsi que l'on trouve, près des ulcères catarrhaux et folliculaires plats, décrits plus haut, dans la paroi intestinale épaissie et infiltrée, ces eschares rougeâtres, vertes, jaunes ou noires, dans quelques parties, encore surmontées d'un follicule gris ; ces trous et ces fosses profondes, à bords abrupts, souvent minées au loin, qui peuvent se traîner jusqu'à la séreuse et déterminer la perforation ; tout près, les foyers purulents, souvent transparents en jaune, qui, comprimés, déversent leur pus dans différentes parties éloignées ; à côté de cela, il en arrive, tantôt une affection diphthéritique fraîche, tantôt plus loin, une autre catarrhale commençante ; et c'est ainsi que se déroule l'image si variée de l'affection dysentérique.

La purgation de l'affection est extrêmement différente ; souvent, ce n'est que le rectum et la partie inférieure de la courbure iliaque, ou bien, le cœcum seul, qui en sont isolément atteints. Plus l'affection est étendue, plus elle est avancée profondément dans les parties les plus anciennes. Là, où tout l'intestin en est saisi, c'est, le plus souvent, la partie infime où l'on rencontre les plus grands dégâts, et les parties supérieures présentent l'affection moins avancée ; mais, en même temps, les parties affectées plus ou moins alternent.

Lorsque la gangrène est limitée, la guérison en est possible. La muqueuse conservée saine se colle, par ses bords déchiquetés, à la celluleuse qui recouvre la première, aprés l'élimination de toutes les parties mortifiées avec du tissu granuleux, et ensuite elle se cicatrise, en formant une callosité forte. Si les pertes de substance sont étendues, il se forme des cicatrices longues et larges, très-irrégulières, qui s'épaississent en bandes et en cordes, et qui rétrécissent le canal intestinal, dans plusieurs endroits. Entre elles, les fentes de la muqueuse proéminent, comme des îlots ou des papilles. Dans ces dernières, les glandules persistent intactes, mais le tissu cytogène se transforme en tissu connectif, gorgé de détritus graisseux.

Vme CONFÉRENCE.

Messieurs,

La persistance de la suppuration d'un côté sur les ulcères restés après l'élimination des parties gangréneuses, et d'un autre sur des ulcères catarrhaux et notamment sur des abcès sous-muqueux, forme la base de la *dysenterie chronique* : ces abcès sus-mentionnés forment des conduits fistuleux en minant les tissus, et ils peuvent déterminer la perforation du tissu conjonctif environnant l'intestin.

Altérations dans le reste de l'organisme.

Le *péritoine* des intestins enflammés est, dans tous les cas graves, fortement injecté, et il livre souvent un exsudat pyo-fibrineux ; quelquefois la péritonite circonscrite devient générale. C'est ce qui est presque régulièrement le cas après la perforation de l'intestin. Souvent des adhérences entre quelques anses intestinales se forment, qui déterminent des adhésions consécutives, filamenteuses, qui peuvent provoquer des déplacements considérables des paquets intestinaux.

Les *glandes mésentériques* du gros intestin sont gonflées, rougies, pigmentées, pénétrées, après une longue durée de la dysenterie, de foyers caséeux.

L'estomac, le duodénum, et la partie supérieure de l'intestin grêle, se conservent en assez bon état normal, où ils sont affectés de catarrhe. Ceci arrive surtout dans les dysenteries tropicales.

Le *foie* est, dans les régions tropicales, souvent dans un état d'engorgement hypérémique ; ou un *abcès* de grandeur variable s'y trouve comme issue d'une inflammation circonscrite du foie. Aussi, dans nos régions tempérées, des abcès multiples et de nature embolique en compagnie d'inflammations diverses, sont observés à la suite de la dysenterie. La *bile* ne recèle aucune altération constante.

Uffelmann a vu chez une femme, âgée de 50 ans, affectée d'une fistule biliaire, pendant l'existence d'une dysenterie fiévreuse, un tarissement complet du flux biliaire. Ce ne fut qu'au neuvième jour lorsque la fièvre avait cessé et l'appétit s'était rétabli, que le flux biliaire a réapparu, mais la bile qui au commencement était brunâtre, fut pendant 4 ou 5 jours colorée en vert.

La *rate* est régulièrement petite.

Les *reins* sont gorgés de sang veineux, et,

dans la dysenterie chronique, ils sont ordinairement affectés de catarrhe.

Les *poumons*, après une longue maladie, offrent les phénomènes de l'atelectasie et de la pneumonie lobulaire.

Le *cœur* est lâche. La quantité du sang est considérablement diminuée; en conséquence tous les organes sont anémiques, tout l'*organisme* est ématié.

Le *cerveau* est pauvre en sang, souvent il est œdématié. Les données des auteurs wurtembourgeois (Hauff, etc.,) sur les méningites observées chez des dysentériques, se fondent bien sur une interprétation fausse de l'œdème des espaces lymphatiques sous-arachnoïdiens.

Dans la peau, les membranes séreuses, les glandes salivaires, l'on trouve, dans des cas dè dysenterie chronique, souvent des inflammations métastatiques : des parotidites purulentes, des péricardites, des pleurites, les pseudo-érysipèles, des thromboses veineuses avec la destruction purulente, des décubitus gangréneuses, le noma.

Analyse de chaque symptôme en particulier.

Phénomènes de la part de l'organe malade.

Les *évacuations alvines* recèlent les phénomènes morbides les plus importants de la dysenterie. Elles sont sous tous les rapports altérées.

Déjà, leur *fréquence* à quelque chose de particulier : elle est plus considérable que dans toute autre maladie intestinale ; dans les cas légers, 12 ou 20 selles sont évacuées journellement, tandis que dans les graves, le nombre des selles va jusqu'à 50 ou 60, voire même jusqu'à 200 ; de sorte qu'alors le patient est presque lié à la garde-robe. Cette fréquence des selles dépend de l'irritabilité excessive de la muqueuse intestinale, dont les nerfs sensibles provoquent sous l'influence de l'hypérémie qui s'y est établie toujours la sensation d'un corps qui doit être éliminé. Par conséquent, la fréquence des selles va toujours en augmentant, en rapport avec la gravité de l'affection des intestins, elle peut être moindre là où la dysenterie débute au cœcum et n'éclater que plus tard, au fur et à mesure que la maladie avance de haut en bas (comm., p. e., cela est arrivé dans l'épidémie décrite par Sydenham). La diminution de la fréquence en est seulement un signe favorable, lorsque la maladie s'améliore dans le reste de ses manifestations, comme elle peut aussi être déterminée par l'épuisement des nerfs du rectum.

La quantité de chaque selle est d'une manière frappante petite. Souvent la quantité n'en surpasse pas quelques (10 ou 15) grammes. (1) Pourtant la quantité des évacuations de toutes les jours n'est pas aussi grande qu'on pourrait le présumer par les fréquences des selles. Elle consistait dans la dysenterie observée en 1870, pendant la guerre franco-allemande, d'après les observations de Heubner, 100 ou 1200 c. m. cubes, à peu près journellement. La petite quantité des selles, de chaque selle, dépend de ce que les mouvements péristaltiques des parties inférieures de l'intestin qui peuvent conduire à l'évacuation du contenu, sont paresseux, ou elles se transforment en état de contractions spasmodiques douloureuses qui ne parviennent pas à un mouvement suffisant du contenu intestinal.

Particulièrement importante est la *qualité altérée* des selles : elles sont extrêmement variées à leur apparition quand même elles n'en produiraient que peu d'éléments fondamentaux; c'est-à-dire, excepté les matières fécales qui manquent tout à fait à l'acmé de la maladie, du mucus, du pus, du sang, du sérum et des détritus, ou, rarement, des parties *détachées de la paroi intestinale* reconnaissables comme telles.

(1) « La petite quantité des selles », dit Pauli, en parlant de l'épidémie de Mainz, en 1833, « mettait tout le monde en admira» tion et celle-là augmentait à raison directe avec l'intensité du » ténesme et des douleurs ».

L'élément le plus frappant et celui qui tombe le plus sous le sens de la vue, c'est le *sang:* c'est là *la dysenterie rouge.* Mais ce n'est pas encore un signe nécessaire de la dysenterie lorsque les évacuations ne sont que muqueuses, purulentes (dysenterie blanche), et il y a des épidémies de dysenterie de ce genre, voire même dans certaine période de chaque cas de dysenterie, ces selles rouges manquent tout à fait. Cela dépend précisément de l'hypérémie forte qui accompagne l'épidémie catarrhale et diphthérique et de la plus ou moins grande quantité de l'extravasation sanguine.

La grande variété des selles dépend, d'un côté de l'état d'aggrégation des matières avec les fèces évacuées, et de l'autre du stade de la maladie. Elles peuvent à peu près être distinguées en :

1° Selles *muqueuses et muco-sanguines.* Elles consistent en une masse faiblement jaunâtre, vitrée, tremblottante, qui est couchée au fond du pôt, sous forme de pelotes, de grumeaux sans matière féculente. Elles sont pénétrées et couvertes de points et de stries sanguins nombreux.

Ce mucus présente sous le microscope une masse amorphe, réunie à des cellules et des noyeaux ronds peu nombreux, et souvent à des épithéliums plats. Si les fèces évacuées sont diluées, les masses muqueuses se développent en membranes hyalines *transparentes* et en lambeaux qui nagent sur la surface des selles : ce sont là les selles en *lambeaux*.

Cette sorte d'évacuations désigne le stade *hypérémique* de la dysenterie, et elles sont composées surtout d'une hypersécrétion avec hémorrhagie de la muqueuse. Elles paraissent au *commencement* des cas graves et pendant tout le cours des cas légers.

2o Les *selles sanguino-purulentes* (Lotio carnea) : Sur un liquide de peu de quantité, ordinairement dépourvu de fèces, jaunâtre, ou rougeâtre, un certain nombre de petits morceaux de la grandeur d'un pois ou d'une fève, jaunes rougeâtre ou rouges, qui ont une certaine ressemblance avec de la viande hachée. Si de tels morceaux nagent dans une selle fluide, ils sont *opaques*.

Le liquide consiste en un sérum, contenant de l'albumine; les petites morceaux (Caruncu-læ des auteurs) sont composés, *le plus souvent*, d'une substance fondamentale muqueuse, visqueuse, qui est farcie dru de corpuscules du sang, et, dans beaucoup d'endroits, il contient des grumeaux blancs, de la grosseur d'un noyeau de cerise et au-delà, qui consistent en amas de corpuscules de pus. A côté de cela, très-peu de cellules épithéliales, souvent des restes d'aliments, des champignons, des amas de zooglées, Bacterium termo, et du détritus.

Cette espèce de selles dénote un stade de dysenterie avancé : la suppuration de la muqueuse. Autrefois on considérait ces petits morceaux, comme des portions d'intestin éliminés, et cela depuis Hippocrate ; mais Morgagni défend d'admettre cela. Certes, on réussit *quelquefois* à y démontrer l'existence de morceaux de la muqueuse, c'est-à-dire un tissu finement ponctué, dans lequel il y a des parties de glandes, ou plusieurs glandes complètes ; mais certainement pas toujours ; probablement beaucoup plus rarement que la destruction de la muqueuse n'arrive, parce que cette dernière s'accomplit sous la forme de *détritus*.

3o *Les selles purement sanguines.* —Elles existent ou au commencement de l'affection, par des hémorrhagies en nappe, ou dans les stades ultérieurs, ou plus tard, par l'érosion d'un plus grand vaisseau, et, dans ce dernier cas, elles font présager l'existence de pertes de substance,

4o *Les selles purement purulentes* : c'est l'évacuation d'une plus ou moins grande quantité d'un pus inodore, comme celui qu'un abcès nous fournit. Ces sortes de selles n'arrivent que dans des stades tardives de dysenterie, surtout dans la chronique, et elles signifient toujours l'existence d'abcès sous-muqueux, par conséquent la destruction de la muqueuse.

5° *Selles gangréneuses.* Elles consistent en un liquide noirâtre, ou brun-rouge, visqueux, répandant une *odeur fétide* : mais on ne doit pas les confondre avec les selles noircies par le bismuth ou par le fer, qui ne sont pas fétides. Dans ces selles, on peut découvrir de plus ou moins grandes parties de la paroi intestinale éliminée. Elles dénotent la destruction diphthéritique de l'intestin, mais elles n'arrivent pas, dans tous les cas, d'une manière si parfaite, comme on pourrait le croire, lorsque la diphthérite s'est emparée des intestins, parce que alors la destruction s'accomplit souvent sous la forme de détritus. La plupart des corps longs de *plusieurs centimètres*, qui sont quelquefois éliminés par l'anus que l'on a pris souvent pour des morceaux d'intestins, ne consistent tout au plus, comme déjà Zimmermann l'a relevé, qu'en mucus.

Pruner parle d'un cas arrivé en Egypte, dans lequel un merceau d'intestin, long d'un pied, et où l'on pouvait démontrer l'existence de la muqueuse et de la celluleuse, a été évacuée ; ici on pourrait soulever la question si, dans ce cas, il n'y avait pas une complication d'invagination en jeu. (1) Annesley désigne aussi les longs morceaux éliminés avec les

(1) Griesinger fait mention de deux cas pareils (l. c. p. 686).

selles, dans la plupart des cas, comme composés de mucus.

6° Les grumeaux ressemblant à du frai de grenouille ou à des grains de sagou (les corpora pinguea des anciens), dans les selles, qui ont occasionné beaucoup de discussions, consistent en du mucus hyalin, aggloméré, qui contient un peu de cellules de mucus, des noyeaux libres, et des cellules épithéliales. Ils sont probablement produits parce que du mucus secrété dans les stades postérieurs, est comprimés dans les cavités des follicules détachés, et qu'il parvient ensuite de nouveau, sous cette forme, dans le contenu intestinal. Quelquefois ils proviennent d'aliments non digérés. (Virchow).

La consistance des fèces avec les éléments normaux, dépend de la promptitude des mouvements péristaltiques. Ces derniers sont très souvent *discontinus*, et, de cette manière, les fèces ne sont pas avancées, et ce n'est que de temps en temps qu'elles sont évacuées, avec du mucus et du sang, sous forme de petits grumeaux fécaux. Dans d'autres cas des fèces très-aqueuses sont éliminées, d'une couleur *jaune-brun, ou même gris-jaune clair* (catarrhe du duodénum). La couleur verte dépend, ou des restes d'aliments, ou d'une altération particulière du pigment de la bile, dans les selles (qualité acide du contenu intestinal, dans quelques parties).

Dans de tels cas, dans lesquels les fèces grumeleuses sont *intimement mêlées* avec des flocons rougeâtres, blancs ou jaunes, ou avec des petits amas ressemblant au sagou, qui se déposent, comme un sédiment, du liquide rougeâtre supérieur, l'on peut le plus souvent supposer l'existence d'une affection du gros intestin, avançant en haut ; c'est ce qui était connu des anciens, p. e. de Galien, d'Alexandre de Tralles, etc.

VIme CONFÉRENCE.

Les sensations subjectives.

Messieurs,

1o *Le ténesme*.—C'est le symptôme subjectif le plus tourmentant et le plus constant de la dysenterie ; il est composé de la douleur de la muqueuse enflammée et blessée de l'orifice anal, et des crampes du sphincter de l'anus, et des muscles avoisinants. La première est brûlante, comme si elle provenait d'un feu ardent; les dernières sont constamment accompagnées d'un besoin insurmontable d'évacuer; il semble aux patients, qu'un corps étranger se trouve dans la région intestinale, qu'ils cherchent à éloigner de toute leur force, et par suite de leurs vains efforts, un *prolapsus ani* peut souvent arriver. Le désir effréné d'évacuer, élimine de petites masses de fèces et de mucosité, qui, à leur tour, irritent de nouveau la muqueuse avec laquelle elles se mettent en contact, et ainsi continue le cercle vicieux et le travail de Sisyphe. Des douleurs violentes aux régions sacrée et dorsale, s'y ajoutent en plus.

Très-souvent, s'y unit un *ténesme du col de la vessie* (par suite d'hypérémie collatérale de ses plexus veineux); chaque goutte l'urine, déjà concentrée, qui arrive dans la vessie, irrite et provoque une évacuation douloureuse et brûlante.

La description du ténesme, faite par Pauli, est très-claire (l. c. p. 15): « La plupart des » dysentériques sont poussés à se mettre à la » garde-robe, cinq, six et même plusieurs fois, » dans une heure, et quelques-uns y sont re- » tenus par une épreinte douloureuse, pendant » un quart d'heure et une demie-heure, et, » avec cela, ils ne font enfin sortir, avec les

» efforts les plus anxieux, que rien, ou, tout » au plus, un peu de mucosité blanche ou san» guinolente, et ils ont beaucoup de peine à » faire rentrer l'anus gonflé, d'une assez grande » dimension, ou se présentant comme un bour» ret rouge sanguin. »

2o *Les coliques.*— Ce sont des douleurs, arrivant par accès, aux régions épi et hypogastriques ; ce sont elles qui provoquent le ténesme ; elles dépendent des mouvements péristaltiques spasmodiques des différentes parties du colon (notamment, les « douleurs gastriques » principalement, et celles du colon transverse). Elles sont même souvent, dans les cas légers si violentes, que les malades se fondent en sueur anxieuse, qu'ils se courbent et qu'ils se tortillent. L'on peut, pendant ces douleurs, souvent sentir et voir les mouvements du colon.

3o *Un symptôme très-caractéristique* pour la dysenterie grave « la gangréneuse » c'est une sensation de serrement violent, dans la région stomacale. Il est, ordinairement accompagné d'un *singultus permanent* (de même c'est un très fâcheux symptôme).

Les phénomènes objectifs des intestins.

L'*orifice de l'anus* est d'un rouge bleuâtre, souvent déchiqueté de fissures et de crevasses, qui sont très-douloureuses à l'attouchement, et il est très-contracté. Dans les stades postérieurs des cas graves, il devient *large et béant*. Alors les selles s'écoulent involontairement ; les douleurs sont moindres ; une paralysie des sphincters s'établit. Ce phénomène présage, le plus souvent, une mort imminente.

L'*abdomen*, dans la plupart des cas, n'est point météorisé ; il n'est qu'un peu tendu. On n'y voit que peu de choses. A la pression, il est, dans peu de cas, à peine douloureuse ; très-souvent les *intestins* opposent à la pression une *résistance particulière*, semblable à celle d'une outre de gomme, pourvue de parois assez épaisses, et l'on peut, d'après cette sensation, estimer l'étendue de l'affection. (Ainsi que Heubner, [l. c. p. 433], Pruner a attiré l'attention sur ce phénomène). Aussi, il y a ordinairement, une *douleur oppressive*, aussi étendue que l'affection, et ce n'est pas seulement, dans la forme inflammatoire, comme Stoll l'affirme.

L'*affection péritonéale* concommittente est reconnue par les signes, qui la caractérisent, tels que gonflement, douleur intense, dureté, exsudation, etc,

Les autres parties du conduit intestinal sont alternativement affectées. La *langue* est le plus souvent, faiblement blanche; dans quelques épidémies, elle est recouverte d'un enduit visqueux, Dans les cas graves, elle perd plus tard son épithélium; elle devient lisse, enfin sèche, fendillée, fuligineuse.

Les *parties du gosier* sont quelquefois enflammées, et elles offrent même des enduits diphthéritiques (Pauli).

L'*estomac* est souvent catarrhalement affecté, rarement aussi enflammé ; v. Dillenius parle d'ulcères de l'estomac, qu'il prétend avoir découverts, dans les cadavres des dysentériques. Mais, dans quelques cas de dysenterie la fonction digestive est peu troublée, et de tels malades peuvent être mieux nourris.

Le *vomissement* existe souvent au commencement, quelquefois aussi, dans le cours de la dysenterie. Les matières vomies consistent en restes d'aliments' et plus tard, en des masses muqueuses et colorées par la bile. Un vomissement violent et persistant est toujours de mauvais augure.

Uffelman (l. c.) trouva, dans les formes graves de la dysenterie, une altération des sécrétions digestives. La *salive*, dans de tels cas, était moindre en quantité ; la réaction en était acide ; la salive était trouble. On ne pouvait y découvrir le kalium rhodanique. Mais le pouvoir digestif pour l'empois était, les cas les plus graves exceptés, conservée.

Le *suc gastrique* réagissait d'une manière

plus acide qu'à l'état normal, mais il conservait sa qualité peptonifique; ce n'est que dans des cas très-graves qu'une réaction alcaline s'établissait tout d'un coup, et alors la puissance digestive du suc était abolie, (des recherches concernant ce phénomène ont été faites, dans les matières vomies). Relativement à *la bile*, voyez plus haut.

Heubner attribue ces altérations, moins à la maladie intestinale spécifique qu'à la fièvre concommittente.

Le duodénum et le jéjunum sont souvent pris de catarrhe, plus rarement ils sont affectés de la diphthérite. Lorsque le catarrhe du duodénum est fort, il détermine, par sa propagation au canal cholédoque etc., un *ictère* catarrhal qui, notamment, n'est pas rarement observé dans les régions tropicales.

Pour ce qui concerne l'urine, dans la dysenterie aiguë, elle est très-rare, foncée et concentrée, riche en sels uriques et en acide urique. Les chlorures sont diminués. L'albumine n'y existe pas ordinairement.

Phénomènes concommittents du reste de l'organisme.

Les phénomènes *fébriles* sont, dans la dysenterie, relativement peu considérables. Dans quelques cas de dysenterie catarrhale, la fièvre manque complétement, et l'état général n'est d'ordinaire, que peu troublé. Dans les dysenteries gangréneuses, le degré de la température du corps n'est pas de même, élevé précisément pendant les phénomènes graves mais au contraire il est *abaissé*. Ce ne sont que les cas de moyenne gravité, accompagnés d'un exsudat séro-purulent, avec une diphthérite partielle, qui montrent une *fièvre rémittente*, avec des exacerbations vesperales de 39°,2 jusqu'à, tout au plus, 40,0° c., qui guérissent par lyris et qui réapparaissent un peu, avec chaque reprise de l'affection locale. Ceci s'observe le plus souvent dans ces cas de dysenterie que l'on désigne par la dénomination d'*«inflammatoire»*, et qui commencent avec des frissons, une forte chaleur, des sueurs chaudes, de la rougeur de la face, des maux de la tête, voire même du délire et du sopor (Zimmermann), et un pouls plein et tendu; ces sortes de dysenterie se terminent le plus souvent favorablement; tandis que, quelquefois, les malades tombent tout d'un coup en collapsus, et puis dans l'état général propre à la dysenterie gangréneuse.

Quelques épidémies se distinguent par ce caractère « inflammatoire » ; Griesinger en décrit de tels cas, observés en Egypte. Dans l'épidémie de la Suisse, qui a été décrite par Zimmermann, ainsi que dans celle de Mainz (Pauli), de telles dysenteries paraissent avoir été très-fréquentes, tandis que, celles de Herford (Mursina) et de Ninuvegen (Degner), ainsi que l'épidémie des armées de l'an 1870, participaient moins de ce caractère.

Dans 32 cas de dysenterie, dans lesquels la température du corps était tous les jours observée plusieurs fois, la chose se passait comme il suit :

De 12 cas légers, 6 n'offrirent pas de fièvre, 1 présenta une fièvre catarrhale, qui a duré très-peu de temps, et 8 un degré moyen de température de (38°).

De 14 cas de dysenterie d'une gravité médiocre ; 3 présentèrent une rémittente très-durable ; 2 une fièvre ardente de peu de durée ; 2 une température au-dessous de la normale ; 7 point de fièvre.

De 6 cas à terminaison mortelle, l'un montra une fièvre d'un degré moyen ; 3 étaient apyrétiques, 2 offraient une température, au-dessous de la normale.

Mais presque tous ces cas montraient, quelques heures avant la mort, des exacerbations d'agonie considérables.

Le pouls diffère peu de l'état normal, excepté l'altération qu'il offre au collapsus. Des sueurs chaudes arrivent souvent ; plus souvent encore des sueurs froides. La soif est toujours très-considérable.

L'influence de la dysenterie sur *l'état général des forces* est plus importante. Dans les cas légers mêmes, une anémie considérable et l'émaciation surviennent, après quelque temps, et la convalescence est lente. Mais dans tous les cas graves, l'état général est le meilleur indice, pour la gravité de l'affection des intestins; et les empirements sont toujours démontrés par l'indication de cet *état de collapsus* qui caractérise la dysenterie gangréneuse. Au commencement de cet état, le patient est couché, extrêmement fatigué et relaché, et il est d'une humeur triste. La face est douloureusement rétractée; la couleur de la peau est cachectique; la peau est sèche et rigide ; toutes les parties en sont considérablement émaciées; la langue est, pour la plupart, lisse et rouge; l'appétit est tout à fait nul; il y a fréquemment du singultus qui se répète. Lorsque l'état empire, le pouls devient filiforme; le malade s'évanouit; le singultus devient constant, l'élasticité de la peau se perd; celle-ci est couverte d'une sueur froide; les extrémités sont froides et cyanostiques ; le nez devient pointu; les yeux s'enfoncent dans leurs orbites; la voix devient rauque; il y a par-ci par-là des crampes; l'anus devenu paralytique ne peut plus retenir les fèces, et ainsi le malade répand une odeur fécaloïde.

Après le développement de tels phénomènes,

la mort survient sous peu; Quelquefois cependanl un tel état se prolonge pendant de longs jours, avec des intervalles fréquents, avant que le malade ne soit délivré de ses tourments incessants.

L'organisme général subit d'autres troubles par l'état chronique de la dysenterie. Alors la *tabescence dysentérique* se forme; c'est là la déchéance de la dysenterie; un état véritable d'inanition, avec une extrême anémie, émaciation, faiblesse. Des *paralysies rachidiennes* semblent se développer, à la suite de cet état; mais aussi, de la part d'autres organes, notamment en conclusion de cette tabescence, savoir: des affections des poumons ou des reins s'établissent par suite de maladies consécutives qui anéantissent complétement l'organisme.

Complications.

La dysenterie peut se compliquer de toute espèce d'autres maladies. Elle atteint habituellement des individus maladifs et débiles.

Elle se combine avec la fièvre typhoïde, de manière que celle-ci s'unit à celle-là, et vice-versâ. Elle attaque dans les hôpitaux, les tuberculeux et d'autres personnes affectées de maladies chroniques.

Toutes les altérations compliquées de la dysenterie, mentionnées plus haut, sont sous des conditions pas encore connues ou des conséquence directes de cette même maladie. Mais on ne peut dire qu'aucune de ces maladies soit une complication *régulière* ou fréquente.

Ce fait de complication nécessaire, vaut seulement pour la dysenterie des régions tropicales, où elle peut passer pour *essentielle*.

Nous y distinguons trois espèces :

1° La *dysenterie hépatique*.— Dans cette dysenterie compliquée, une inflammation du foie se produit, ou en même temps que la dysenterie, ou avant celle-ci, et celle-là se développe peu à peu, et elle se termine par la formation d'abcès du foie. Suivant Annesley, cette complication des deux maladies, suit ordinairement une marche longue. Les premiers symptômes de l'hépatite sont obscurs ; ce sont des douleurs obtuses à l'épigastre et à l'hypochondre droit, s'irradiant vers l'épaule droite, anxiété précordiale, dyspnée, langue enduite en jaune et tremblante, anorexie, vomissement. Aprés que ces symptômes ont duré quelque temps, l'affection dysentérique s'y ajoute. Alors les symptômes subjectifs du côté du foie, disparaissent souvent, et toute l'attention est nécessairement dirigée sur la dysentérie ; si cette dernière s'amende, les symptômes sus-mentionnés réapparaissent, et ainsi des alternatives fréquentes se succèdent, jusqu'à ce qu'enfin le médecin traitant soit, tout d'un coup, surpris par la mort subite de son patient, et l'autopsie fait découvrir la formation de grands abcès dans le foie, ainsi que l'affection intestinale.

La connexion prochaine de ces deux affections, n'est pas encore mise tout à fait au clair ; les hypothèses d'Annesley, là-dessus, sont privées d'une base certaine. Dans tous les cas, cette affection du foie ne peut être confondue avec la formation d'abcès du foie *emboliques*, qui se développent quelquefois chez nous, après l'existence longue d'une dysenterie chronique.

2° La *dysenterie scorbutique*.— Cette complication est de même observée sous les tropiques, mais aussi dans nos climats, surtout dans les camps des armées, dans les prisons, dans les lazarets, en un mot, dans des lieux encombrés, et lorsque la nourriture est insuffisante. L'exsudation, dans les intestins est hémorrhagique, d'une manière prédominante ; les selles sont purement sanguines ; il y a souvent hématémèse. Excepté cela, il y a l'affection caractéristique de la bouche, et des pétéchies nombreuses, de même des bulles pleines de sang apparaissent sur la peau ; quelques cas de ce genre ont été observés, dans la plupart des épidémies violentes.

3° *Complication* par une affection *catarrhale*

des articulations, elle est par-ci, par-là ob- observée. Stoll en rapporte plusieurs cas pareils. Heubner lui-même a observé aussi une affection articulaire très-douloureuse, *alternant* avec une dysenterie grave.

La dysenterie arrive, d'une manière secondaire, surtout, dans le cours de quelques maladies constitutionnelles ; ce sont le typhus abdominal et l'exanthématique, la petite vérole, la rougeole, le choléra, la fièvre jaune ; les symptômes, qui caractérisent ces maladies, se mêlent avec ceux de la maladie primitive, et ils masquent même quelquefois cette dernière. Mais souvent aussi ils ne se manifestent pas d'une manière caractéristique.

VIIme CONFÉRENCE.

Diagnostic.

Messieurs,

Le diagnostic de la dysenterie est basé sur la qualité des selles ; tous les autres phénomènes, même le ténesme, peuvent — du moins au commencement de la maladie — manquer. Ainsi un examen journalier exact des évacuations alvines est indispensable pour un jugement exact de la maladie. L'existence des *coliques* et du ténesme devient toujours l'occasion d'un examen immédiat. Mais si les évacuations s'altèrent de la manière précitée, alors il peut à peine rester des doutes sur l'existence de l'affection. Sous la forme *la plus douce* des selles, qui ne sont que muqueuses ou en haillons, il peut certainement n'exister qu'un simple catarrhe du gros intestin, et il est laissé toujours finalement au bon sens, après que le catarrhe aura cessé, de constater le commencement de la dysenterie sporadique, s'il y a lieu. On constate alors la dysenterie conventionnellement, si le mucus est richement sanguin. Dans ce cas, il n'y a que la confusion de la dysenterie avec une prostatite accompagnant une hémorrhagie hémorrhoïdale, ou avec une formation néoplasique ulcérative des parties inférieures du gros intestin, de possible. Dans tous ces deux cas il peut y avoir du ténesme, mais le sang n'est pas si intimement mêlé avec le mucus, et l'hémorrhagie s'en suit *après* ou *avant* l'évacuation. Excepté cela, dans de tels cas douteux, l'examen de l'anus et du rectum doit toujours être entrepris, et la marche ultérieure de la maladie en décide bientôt.

Mais si, une fois la deuxième forme de l'évacuation (la lotio carnea, avec son exsudation sanguine et le pus, couché dans le mucus) survient, l'on peut conclure, avec sûreté, qu'il s'agit de la dysenterie séro-purulente ; de telles évacuations n'arrivent dans aucune autre maladie.

Mais il est notamment bien plus difficile de décider, dans les premiers jours, si nous avons à faire avec une dysenterie diphthéritique, qui devient plus tard gangréneuse. On ne peut, *dans tous les cas, nullement* reconnaître cela (voyez plus tard, dans mes conférences sur la diphthérie), par la qualité des selles, et l'on doit du moins les examiner souvent microscopiquement. Le point de repaire le plus important reste toujours l'*état général* du malade ; la présence des symptômes nerveux, (angoisse précordiale, vomissement très-violent, singultus), ainsi que l'apparition manifeste en guise d'avertissement, de faiblesse cardiaque et de collapsus, font toujours présumer l'existence de la forme grave de la dysenterie.

L'*étendue* du processus morbide dans les intestins est jugée, d'un côté d'après la propagation de la douleur oppressive, des symptômes objectifs de l'affection des intestins (voyez plus haut : Symptomatologie), d'un autre côté, suivant le degré d'intensité de tous les phénomènes et d'un mélange intime des éléments normaux et anormaux des selles (voyez l. c.)

Dans la *dysenterie chronique*, les selles sont, pendant longtemps, sans caractère particulier, et le ténesme manque ; l'on doit alors répéter souvent l'inspection, et notamment, si *du pus et des flocons de mucus*, y existent, quand même ils seraient rares, et ces formations semblables dû frai de grenouilles, ce sont-là les phénomènes qui doivent diriger l'attention du médecin.

Durée, issues, pronostic.

Les *cas légers* de la dysenterie (une affection séro-purulente, peu étendue) durent de 8 à 13 jours, jusqu'à l'entrée en convalescence, à peu près 3 semaines, jusqu'à la guérison complète.

Les *cas de moyenne gravité* (affection séro-purulente très-étendue, accompagnée de diphthérite, dans certaines parties isolées) durent, si leurs décours est favorable, de 3 à 4 semaines ; le rétablissement, jusqu'à la guérison complète, dure encore de 2 à 4 semaines.

Les *cas graves*, une exsudation diphthéritique étendue, la gangrène, durent un temps indéterminé. Ils peuvent, après une durée plus ou moins longue, conduire au tombeau ; la guérison peut pourtant être obtenue, après une durée de 7 à 8 mois de l'affection.

La *mort* ne survient pas non plus, dans les cas graves, ordinairement dans la première semaine, mais bien au 3me ou 10me jour, à la fin de la seconde semaine, ou bien un peu plus tard. Ce n'est qu'aux régions tropicales que les cas peuvent atteindre leur issue mortelle avec une marche très-rapide, dans l'espace de 2 à 3 jours. (1) Ce sont les phénomènes de l'inanition, déterminés par l'épuisement provoqué par l'affection locale qui s'en suivent. Plus rarement, par la perforation de l'intestin, ou par la péritonite généralisée, etc.; le plus rarement, c'est par une autre complication.

La *mortalité* de chaque épidémie est très différente. Dans les régions tropicales, elle est plus élevé que dans nos épidémies ; et elle est surtout considérable parmi les nouveaux arrivés dans ces régions de feu. Elle y est, en moyenne, de 20 ou 30 o[o (Griesinger), voire même quelquefois, elle est de 60 à 80 o[o (Péru). Dans nos climats elle n'est, autant que nous pouvons le savoir, en moyenne, que de 7 à 15 o[o (p. e. dans les épidémies dysentériques observées en Würtemberg, v. Hauff., l.c.) ; cependant la mortalité en atteint quelquefois, une hauteur plus élevée, p. e. à Herford, 1779 individus en sont morts, c'est-à-dire 25 o[o des malades et 5 o[o de la population.

(1) Quelques exemples de dysenterie fatale, d'une marche si aiguë, arrivent quelquefois chez nous aussi ; c'est ainsi que cela est arrivé dans le village de Viterne, en 1734. (Zimmermann l. c. p. 357).

Par conséquent le pronostic est dirigé surtout par les circonstances générales dans lesquelles chacun des cas se produit, suivant le caractère de l'épidémie, le climat, etc. La dysenterie sporadique de nos climats est presque toujours bénigne.

Chaque cas en particulier est dirigé, parce que nous avons dit plus haut sur les complications et le diagnostic. Là où l'on peut supposer une dysenterie diphthéritique, le pronostic est toujours très-grave, et ce n'est alors que l'étendue du processus morbide qui décide de la question. Plus une dysenterie *grave* dure, plus il y a d'espoir de sauver le malade ; plus une dysenterie *légère* traîne, plus le pronostic devient douteux. La qualité gangréneuse des selles, des hémorrhagies très-abondantes, des symptômes nerveux, des phénomènes de collapsus, ce sont-là les phénomènes les plus inquiétants ; le peu d'affaiblissement, la persistance d'un bon appétit, le peu de durée du ténesme : voilà les symptômes favorables. L'âge de vieillard, de nourrisson, l'état maladif de l'individu, la propension à la boisson, ce sont-là des états dangereux.

La dysenterie *secondaire* est toujours une maumaise complication de la maladie primitive.

TRAITEMENT.

Prophylaxie.

Nous ne connaissons pas encore la nature du miasme de la dysenterie, et, par conséquent, nous ne sommes pas en état de le rendre inoffensif, en étudiant les circonstances qui le produisent. Nous ne connaissons aucun moyen qui fournisse une défense contre son développement. Par conséquent, les mesures prophylactiques doivent tendre, d'une part à ce qu'une *épidémie, une fois développée,* puisse être autant que possible limitée, et d'une autre à prévenir le développement des causes *prédisposantes.* Afin d'atteindre le premier but, là où une épidémie est imminente ou qu'elle y a éclaté, toutes les maisons y attenantes, les rues ou les districts, seront soumis à une examen soigneux ; il faut faire tarir toute source d'impureté dans tous les coins, dans toutes les cours, etc., et faire subir à tous les lieux d'aisance, à tous les éviers, à toutes les écluses, une désinfection fondamentale. Les maisons plus fortement atteintes doivent être complétement évacuées et être abandonnées vides, pendant plusieurs semaines, Les évacuations des malades doivent être désinfectées par le chlorure de chaux et l'acide carbolique ; tous les pots qui leur auront servi, les instruments, etc., doivent être, par précaution, isolés et désinfectés, On doit éviter tout encombrement d'hommes dans les endroits infectés, limiter tout à fait le commerce, autant que possible. L'on doit surveiller avec soin les casernes, les prisons, etc., et y conseiller l'exécution de la désinfection préventive. (1)

Dans les *Hôpitaux*, les malades doivent être distribués dans des salles séparées, au lieu de les accumuler les uns sur les autres ; en même temps, la même précaution est nécessaire pour les ustensiles des malades, comme aussi dans la pratique privée.

Dans les régions tropicales, les régions infectées de dysenterie endémique, doivent être pendant la saison dangereuse tout à fait évitées ; notamment pendant les mouvements de troupes. (2)

Pour faire diminuer tout à fait les *dispositions individuelles* autant que possible, l'on doit soigner le canal intestinal. On a vu plus haut, dans nos études sur l'étiologie, que des irrégularités dans la digestion, surtout la consti-

(1) Mursina donne une excellente description des mesures sanitaires avec « visite d'inspection de maison en maison », la désinfection etc., dans l'épidémie de Herford, en 1779.

(2) L'on s'en garantit dans la Basse-Egypte, par le séjour dans le désert, ou en faisant un voyage par mer. Les malades affectés de dysenterie, en guérissent seulement par cette précaution.

pation sont, dans cette circonstance, très-nuisibles. On doit, par conséquent, éviter toute espèce d'aliment qui détermine des flatuosités et la constipation, notamment une alimentation excessivement amylacée, par exemple composée de pommes de terre; les individus qui sont constipés par le lait doivent aussi y renoncer; la quantité d'aliment doit être diminuée. En même temps, une alimentation légèrement rafraîchissante. notamment des fruits frais et mûrs (p. e. des raisins), des compotes faites avec de tels fruits, doivent être accordés. Tout aliment irritant, qui agit sur la muqueuse intestinale, comme sont les fruits verts, des salades riches en cellulose, des substances aromatiques fortes, des mets gras, etc., doivent être évités sévèrement. Les anciens médecins déconseillent les vins par trop forts. Chacun doit, suivant sa propre expérience, s'abstenir, surtout en temps d'épidémie dysentérique, « des choses » que son estomac digère mal. S'il y a de l'indigestion, un *léger laxatif* doit être administré pour évacuer vite les intestins, qui sert très bien comme un excellent prophylactique (v. plus haut).

L'homme bien portant doit se garantir d'un refroidissement des pieds et de l'abdomen, par le changement fréquent des bas qui peuvent être en coton ou en laine, suivant l'habitude de l'individu, par des ceintures de laine, par des gilets en flanelle.

Les nouveaux arrivés dans les régions tropicales, doivent, sous la conduite d'un médecin, faire une transition progressive de leur régime habituel jusqu'alors, à la manière de vivre des indigènes, et éviter soigueusement toute erreur diététique.

TRAITEMENT

Régime.—Toute personne qui serait affectée de la dysenterie, doit garder le lit ; d'abord pour se tenir dans une température uniformément chaude, et, en second lieu, parce que les mouvements musculaires excitent les mouvements péristaltiques de l'intestin, lesquels s'en suivent systaltiquement et sans effet. La chambre du malade doit être un peu plus chaude que 15°—16° ; elle doit être, tous les jours plusieurs fois, aérée ; mais, en même temps, le refroidissement du patient doit être évité. La plus grande propreté des lits et du linge doit être observée. Le changement de ce dernier, avec toutes les précautions nécessaires, doit être constamment conseillé. La région anale doit être souvent lavée. Le lit doit être solide, pourvu des matelas nécessaires ; un lit de rechange, dans les cas graves, est d'une utilité importante ; dans ces cas, un coussin élastique, rempli d'eau, est aussi très-recommandable. Là où c'est possible, le malade doit avoir un pot de chambre, un clystère etc. ; tous les ustensiles ainsi que les évacuations (au moins dans la dysenterie épidémique) doivent être désinfectés tous les jours. L'air de la chambre du malade doit être aussi désinfecté, dans les cas graves, par le chlorure de chaux, des fumigations au vinaigre, etc.

La *diète* doit être dirigée surtout suivant l'état de l'estomac et de la partie supérieure de l'intestin. Il y a des cas dans lesquels la fonction digestive de la partie supérieure du conduit intestinal est assez bien conservée, et dans lesquels l'appétit même n'est pas considérablement atteint. Alors. en prenant en considération l'état de grande consomption de l'organisme par les pertes de sang et de sucs, et par les douleurs, l'on ne doit pas se retenir de faire ingérer des aliments doux, pendant la maladie : du lait concentré des soupes fortes, le lait de poule, le jaune d'œuf, du jus de viande exprimé. Mais les aliments solides qui forment des fèces en abondance, tels que la viande, des légumes, des pommes de terre, etc., doivent être très-sévèrement défendus. Que la boisson soit tiède, parce que les liquides frais excitent toujours des contractions douloureuses du colon transverse ; les boissons spiritueuses doivent être tout à fait évitées. Dans les cas où il y a de l'anorexie, des vomissements, etc., la diète doit être absolue. On doit plutôt faire boire des tisanes d'orge, de la gélatine de gruau étendue, la décoction de Sydenham, du lait d'amandes, auxquels l'on peut ajouter, avec profit un peu de crême de tartre (2 grammes dans demi-kilogramme de véhicule) comme moyen raffraichissant et apéritif, suivant la proposition de Zimmermann.

Pendant la convalesience, l'on doit observer avec précaution le régime, et commencer peu à peu une alimentation plus solide, en permettant des viandes blanches, du poisson léger et des plats de farine de même, et éviter les aliments cités dans le chapitre de la prophylaxie, comme nuisibles.

Dans beaucoup de cas légers de dysenterie, lorsque l'affection est limitée au rectum et à la partie avoisinante de la courbure sigmoïde et qu'elle est de nature séro-purulente, le traitement diététique sus-indiqué suffit. L'on n'a alors, à côté des soins à donner au malade, qu'à diriger son attention à faire adoucir les plaintes subjectives plus fortes du malade. Les coliques sont le mieux combattues par l'usage de fomentations chaudes, ou mieux, par l'application de cataplasmes sur le ventre (des cataplasmes de semences de lin ou d'avoine mondée etc.) ; contre le *ténesme* médiocre qui accompagne cet état, l'application répétée de lavements émmollients et légèrement constipants, nottamment d'une décoction d'amidon, auxquels on peut ajouter quelques gouttes de teinture d'opium simple ou composée, suffisent. Souvent l'épreinte cesse aprés le premier lavement, et les selles suivantes deviennent normales.

Dans chaque dysenterie, tant soit peu violente, un traitement médicamenteux est nécessaire. Celui-ci est destiné à *abréger* la marche du procès inflammatoire ; et nottamment, lorsqu'on a affaire avec la forme catarrhale, l'on doit entraver le développement de l'inflamation exsudatives. Car, contre une dysenterie diphthéritique, on ne peut malheureusement, avec nos moyens actuels, rien faire.

VIIIme CONFÉRENCE.

Messieurs,

La méthode antiphlogistique ne doit être mise en usage, dans le procès inflammatoire de la dysenterie que dans une mesure limitée. La saignée, employée beaucoup autrefois par Sydenham, Broussais et d'autres, doit être maintenant sévèrement évitée.

Les *émissions sanguines locales*, faites à l'abdomen, peuvent à peine exercer une influence quelconque sur le caractère inflammatoire des vaisseaux de l'intestin, parce que les circonscriptions vasculaires de ces deux parties ne communiquent que très-peu ensemble. On les a limitées, par conséquent, aux cas où il y a des douleurs excessives et des phénomènes *poritonéaux*. L'émission sanguine par *l'anus* est plus indiquée, parce que, pa· cette région l'on dégorge des vaisseaux qui sont en rapport direct avec ceux de la muqueuse affectée. Par conséquent on peut, au commencement de l'affection, faire appliquer 10 à 20 sangsues au pourtour de l'anus. (En 'Egypte, ce mode d'application de sangsues a été employé avec beaucoup d'avantage, par Pruner).

L'emploi *du froid*, sous la forme de compresses glacées permanentes sur l'abdomen, ou de lavements glacés, n'est pas bien toléré par la plupart des malades, parce que les coliques, du moins au commencement, sont ordinairement augmentées. Ce n'est que lorsque le raffraîchissement peut être constamment suivi, qu'il pourrait avoir de bons effets, (1); par un raffraîchissement et un réchauffement alternants, l'intestin ne peut qu'être irrité. Des cas légers de dysenterie catarrhale, ont été observés par le professeur Heubner, dans un hôpital d'enfants, de Vienne, où la dysenterie a été traitée avec succès par l'application de lavements à la glace.

Une autre indication serait de mettre la partie enflammée dans un *repos absolu* : C'est une tâche qui serait, pour l'intestin, doublement désirable, parce que par les contractions spasmodiques de la tunique musculaire, l'hypérémie veineuse de la muqueuse et de la celluleuse serait activée, et, de cette manière, l'engouement inflammatoire et l'extravasation de cellules blancs et rouges du sang ne pour-

---

(1) Suivant les recherches de Horwath, publiées dernièrement, (Centralblatt 1873, 38 — 41) un raffraîchissement de l'intestin porté au-dessous de 19o. C. arrête complètement les mouvements péristaltiques. C'est vraiment une question, si un tel refroidissement uniforme et constant, pourrait être obtenu par l'application extérieure du froid.

raient qu'être favorisée. Malheureusement, ce calme complet de l'intestin ne peut pas être obtenu, dans les cas graves. L'on n'a pas encore fait assez d'essais avec l'application permanente du froid, et les médicaments n'atteignent pas le but qu'on se propose. Notamment, l'usage interne de l'*opium et la morphine* ne réussit pas à mettre l'intestin en repos. les coliques et le ténesme, il est vrai, sont calmés pour quelques temps, mais ils reviennent après l'usage de doses élevées, après quelque temps, et ils sont même alors plus forts qu'auparavant. Ensuite, les effets de stupéfaction et d'échauffement de l'opium dans lesquels le malade est plongé, ne sont pas décidément favorables, dans la dysenterie. Nous ne pouvons pas plaïder en faveur du traitement méthodique de la dysenterie, en usage chez les anciens médecins de ce siècle et du siècle passé, et ces remèdes ne pourraient être mis en usage qu'en passant et dans un but palliatif.

En revanche, une expérience de plus de cent ans dans les régions tropicales, ainsi que dans les épidémies des zônes tempérées (Zimmermann, Mursina, Pauli, Rollo, Annesley, Trousseau etc.), nous enseigne que la dysenterie ne suit pas un cours favorable par la *méthode constipante*, mais que c'est plutôt par l'usage de la *méthode évacuante,* qu'elle est le mieux traitée et qu'elle guérit le plus promptement ; notamment, aussi bien par l'usage du vomitif — au début de la maladie — que par les laxatifs doux plus tarfl, dans le cours de la maladie. Les anciens croyaient aux acrimonies qui déterminent la dysenterie. Nous devons, dans l'état actuel de la science, abandonner cette opinion ; mais nous ne pouvons pas la remplacer par une autre explication plus convaincante, et nous devons, pour le moment, nous en contenter. Une circonstance importante, quoique pas tout à fait d'une explication suffisante, c'est sans doute l'élimination d'ingesta nuisibles et de masses fécales anciennes endurcies, qui ne peuvent qu'irriter la muqueuse déjà enflammée, par leur contact. (1)

(1) Nous avons, en exposant l'étiologie, dirigé votre attention sur l'influence considérable des accumulations fécales, sur la production de la dysenterie, et, notamment, nous avene relevé le point de l'empirement de la maladie par ces masses irritantes. Il y a donc, pour cet effet des purgatifs, une indication importantes, comme médication. Mais là aussi, ou de telles accumulations de fèces ne peuvent pas être prouvées, cette sorte d'évacuation agit favorablement. Presque toujours, les selles en deviennent plus abondantes, mais aussi plus rares, les douleurs et le tourment du ténesme diminuent. Déjà Ballonius (Consult. med. 23. C. 2) dit : « Quod in dysenteria excretio parva et frequens, faciendum, ut sit, contra, rara et « magna ». On peut facilement en faire l'expérience sur soi-même, lorsque p. e. l'on prend, dans une colique d'été, un purgatif doux ; alors les mouvements péristaltiques *ne cessent pas,* mais ils deviennent aussitôt *anodines* et l'épreinte qui précède l'évacuation, arrive sans la moindre douleur. M. le professeur Heubner ne peut en

L'on emploie, au *commencement de la dysenterie*, le vomitif, et notamment, lorsqu'il y a un grand malaise et des nausées, et le soi-disant état gastrique (status gastricus). Le mieux, c'est l'emploi de l'*Ipécacuanha*, qui est d'une ancienne célébrité, comme remède par excellence contre la dysenterie; aux doses d' 1,0 — 2,0 grammes en infusion, jusqu'à ce qu'un vomissement considérable ait été obtenu. Auparavant l'on mettait en usage le tartrémétique aussi. Dans les régions tropicales, l'administration opportune d'un émétique paraît souvent juguler le développement ultérieur de la dysenterie. Dans la dernière expédition, l'ipéca fut mis en usage, par quelques médecins Anglais avec succès, en France.

Woodhull (1) récommande récemment, basé sur un nombre de 24 observations, une méthode d'application de l'ipéca, employé seulement par quelques médecins (notamment

---

donner aucune explication. C'est possible, dit-il, que les contractions spasmodiques qui étaient auparavant douloureuses, violentes et limitées, sont, après l'effet du purgatif, plus étendues et plus régulières. Ceci pourrait favoriser aussi la distribution du sang dans les vaisseaux de la muqueuse, car le mouvement du sang dans les parois intestinales est activé par la contraction régulière alternant avec le relachement de la musculeuse, tandis que les contractions permanentes et douloureuses opposent une résistence considérable au torrent veineux.

(1) Clinical studies with large nonemetie doses of Specacuanha. Atlanta, Georgia, 1875.

des médecins indiens) : Elle doit faire revivre l'ancienne réputation de cette drogue comme anti-dysentérique. Il lui attribue comme les médecins du Mexique qui ont préconisé une méthode de traitement de la dysenterie par l'ipéca, que l'on a appelé, pour cela, la méthode Mexicaine, il lui attribue, disons-nous, notamment, une action spécifique sur l'intestin atteint de dysenterie ; et c'est pourquoi il l'administre à haute dose, et il cherche à éviter ainsi l'action vomitive du médicament et à parvenir à le faire passer par tout l'intestin malade. A cet effet, il fait prendre au malade à jeun, d'abord 25 gouttes de teinture d'opium dans une petite quantité d'eau ; 15 à 20 minutes plus tard, un sinapisme est appliqué sur l'épigastre, et le malade prend en même temps 2 grammes d'ipéca résolu dans aussi peu d'eau que possible (ou cette dernière dose est administrée sous forme pilulaire avec l'addition d'un peu d'opium). Le patient doit observer une position horizontale tranquille, et il s'abstient au moins pendant 4 heures, ou plus longtemps si c'est possible, de toute espèce d'aliment et de boisson. Heubner a constaté, dans plusieurs cas où il a mis en usage cette méthode. une amélioration étonnamment prompte et durable.

Comme purgatif, on se sert des laxatifs les

plus doux, en évitant rigoureusement les drastiques. Avant tout, c'est l'*huile de ricin*, qui agit sûrement, que l'on doit préférer de beaucoup. Cependant, différents autres remèdes ont le même effet salutaire, comme p. e., le tamarin qui a été anciennement très-recommandé, la rhubarbe l'ipécaucanha à petites doses, le calomel uni à de petites doses d'opium, les sels tartriques, sous forme de limonade tiède, les sulfates alcalins recommandés surtout par Trousseau, Bretonneau et d'autres. L'on peut, dans le choix de ces différents agents se laisser diriger par le goût des malades; pour des personnes très-sensibles, l'on pourrait administrer le phosphate de soude, recommandé dernièrement, et alterner avec ces remèdes, parce que l'action en est la même : l'excitation des mouvements péristaltiques (Pradziejemsky).

On donne aux premiers jours du traitement plusieurs doses du remède, l'on y ajoute une émulsion oléeuse, et, le soir, un peu d'opium ou de morphine, pour faire répéter le 3me jour, d'après l'état des évacuations naturelles, l'évacuation artificielle; l'on peut répéter la même médication le 5me et le 7me jours en se laissant diriger par l'état du malade.

Il faut relever ici que le bon effet de la purgation n'arrive que dans les maladies récentes. Dans les cas anciens, l'on peut aussi employer la même médication, mais les effets n'en sont pas brillants.

Une autre mesure importante, c'est le traitement *local de l'intestin.* Là, la muqueuse enflammée peut être impressionnée directement par les médicaments locaux, et ce mode de traitement serait le plus important, si d'un côté une petite partie de l'organe malade était atteinte par le liquide injecté ; en effet, dans ces cas, il subit une grande résistance par l'étroitesse de l'intestin contracté, et, d'un autre côté l'application de l'instrument augmente les douleurs déjà existantes, à un degré extrêmes. Avec un grand avantage dans le but de faire arriver la plus grande quantité possible de liquide le plus haut dans l'intestin, on pourrait mettre en usage la forme de lavement de Hégar.

L'on emploie pour les lavements, (1) 1o des liquides calmants et anodins (décoction de semences de lin, décoction d'amidon avec de la teinture d'opium) ; (2) 2o des solutions purgatives dans des véhicules mucilagineux ; crême de tartre, huile de ricin, (Annesley) ; (3), 3o des solutions de remèdes qui sont destinés à agir directement sur la partie enflammée. Parmi ces derniers, on doit distinguer surtout les astringents tels que l'écorce de simaruba,

(1) Bericht des Rudolf spitals in Wien 1867.
(2) Allgemeine Wien med. Ztg. 1868.
(3) Berl. klin. Wahenschrift No 11, 1873.

de colombo, la racine de ratanhia, le tannin ; le sulfate de zinc, l'acétate de plomb, l'alun, et, avant tout, le nitrate d'argent (0,5—0,3, dans un lavement de 50-60 grammes. Ensuite les lavements iodés (iode et iodure de potassium ââ 0,3-0,6 dans 50 grammes d'eau distillée) ; et récemment le chlorure de potassium. (Löbel) : 1,gr.5 du remède en sotution dans 60 gr. d'eau bruillante ; en plus, l'ergotine (Gros (1)) : 0,8-1,0 en lavement.

De tous ces lavements ce sont manifestement ceux qui sont calmants, qui ont la plus grande valeur. Des purgatifs ce sont les plus doux que l'on doit employer sous forme de lavements ; mais, dans la plupart des cas, l'usage à l'intérieur en est préférable.

Des lavements astringents, l'on ne doit pas attendre beaucoup ; on atteint par eux, dans la plupart des cas, une par trop petite surface. Le professeur Heubner administra dans l'épidémie de 1870, le nitrate d'argent tant prôné, presque toujours sans un grand profit ; seulement les douleurs en furent augmentées. Sur les recommandations d'une époque plus récente, le même auteur ne possède pas encore beaucoup d'expérience. Cependant, d'autres médecins se louent beaucoup de cet astringent ; nous même, nous l'avons souvent employé, non en temps d'épidémie avec beaucoup de succès, dans ces cas de dysenterie même très-graves.

(1) Allgem. Wiener med. Zeitg. 1868, No 25.

Au lieu de lavements narcotiques, on applique, avec beaucoup d'*avantage*, lorsque le bout inférieur du rectum est très-sensible, les suppositoires recommandés déjà par Alexandre de Tralles, (avec de l'extrait aq. d'opium, de l'extrait de belladone, du chanvre indien, etc.).

Lorsque la dysenterie commence déjà sous la forme diphthéritique, ou qu'elle s'est développée par des circonstances défavorables, tous les moyens recommandés jusqu'à présent sont, malheureusement, sans aucune efficacité. Nous ne possédons aucun moyen capable d'arrêter les conséquences d'une telle exsudation, tellement le processus morbide est avancé en surface et en profondeur. Dans ce cas aussi, un purgatif administré de temps en temps, en alternant avec les narcotiques, c'est peut être le traitement le plus recommandable. Si l'acide carbolique recommandé par Amelungs, il n'y a pas longtemps (acid. carbol. 1 gramme Spir. vini rectif gutt. XV, tinct. opii gutt. XV-XX, aq. distil. 150 grammes mucil. gum. ar. syrupi diacod. ââ 25 grammes ; à prendre toutes les 3 h. une cuillerée à bouche, peut agir d'une manière quelconque, c'est ce que l'expérience ultérieure pourra prouver,

Bethold (1) a, dans trois cas de dysenterie chez les enfants, administré des lavements d'acide salicytique (2 : 300, alc. q. s.) toutes les 4 heures, avec un irrigateur, et il prétend en avoir obtenu la guérison dans un cas en apparence désespéré.

---

(1) Arch. der Heilkunde XVII, p. 262, 1876.

Avant tout l'on doit soutenir le mieux possible les forces rapidument tombées du malade et prévenir le collapsus mortel que provoqueraient vite la débilité et l'impuissance cardiaque. Par conséquent l'on doit fournir au malade autant d'aliments substantiels et digestibles, (sous forme de fortes soupes, de thé de viande, de suc de viande, d'œufs, de vin, etc. Et alors l'on ne doit plus craindre l'usage des spiritueux que l'on doit choisir d'après le goût de l'individu, de préférence sous forme de boissons chaudes comme le grog, le punch, la bière chaude, le vin chaud. Lorsque l'état de collapsus commence, les analeptiques, l'injection sous-cutanée d'huile camphrée, la liqueur ammoniacale anisée, le musc, etc., doivent être employés ; mais le plus souvent sans un très-bon effet.

Dans les stades ultérieurs de la dysenterie, l'usage *interne* des astringents cités plus haut, est de toutes parts recommandé : ce sont surtout les remèdes de cette catégorie, tirés du règne végétal, comme sont le tannin, le ratanhia, la racine de colombo, paraissent pourtant, le plus souvent, n'amener aucun bon résultat. Des préparations métalliques ce sont surtout l'acétate de plomb et le nitrate d'argent qui sont le plus vantés. L'on ne peut attacher un trop grand espoir à ces remèdes-là, l'amélioration de l'état général du malade est de la plus grande importance ; l'on doit, par conséquent, à côté d'une bonne alimentation, régulariser comme il faut le reste de la diète. L'on doit faire prendre de fréquents *bains hygiéniques* pour activer les fonctions de la peau ;

chez les individus qu'on laisse se promener, appliquer la soi-disante *bande de Neptum* des hydrothérapeutes serait d'un usage avantageux. Dans les régions tropicales, le changement de contrée agit d'une manière admirable pour la guérison de la dysenterie ; chez nous aussi, l'influence salutaire du changement d'air peut être essayée souvent avec profit. Dans le but de soutenir les mesures préconisées, on administre avec utilité les reconstituants, tels que le fer à haute dose, en en choisissant les meilleures préparations, faciles à digérer, et les préparations de quinquina comme elles ont été préconisées par les anciens aussi, sous la forme de dédoction de quinquina, avec grande préférence.

Les accidents survenus, tels que la perforation intestinale, les inflammations secondaires, etc., doivent être traitées selon les règles usuelles.

Dans la dysenterie compliquée d'*affection du foie*, Annesley loue les émissions sanguines locales et générales, et l'usage interne des préparations mercurielles, tels que le calomel à hautes doses, des onctions avec l'onguent gris à la région hépatique. Les abcès du foie ont été souvent opérée avec profit, dans ces derniers temps, comme nous le disons dans nos conférences ultérieures sur les maladies du foie.

A la dysenterie scorbutique, l'on doit opposer une alimentation avec des végétaux frais, des limonades, et l'usage prompt de la méthode du traitement reconstituant.

FIN.

www.ingramcontent.com/pod-product-compliance
Ingram Content Group UK Ltd.
Pitfield, Milton Keynes, MK11 3LW, UK
UKHW022117190726
13855UKWH00003B/910

9 782013 574235